OPERATIVE TECHNIQUES IN GYNECOLOGIC SURGERY

Reproductive Endocrinology and Infertility

妇科手术技巧

生殖内分泌学与不孕症

原 著 [美] Jonathan S. Berek

[美] Steven T. Nakajima

[美] Travis W. McCoy

[美] Miriam S. Krause

主译 乔 杰 马彩虹

中国科学技术出版社

·北京·

图书在版编目（CIP）数据

妇科手术技巧：生殖内分泌学与不孕症 / (美) 乔纳森·S. 贝雷克 (Jonathan S. Berek) 等原著 ; 乔杰，马彩虹主译 . — 北京 : 中国科学技术出版社 , 2020.7

ISBN 978-7-5046-8629-9

Ⅰ . ①妇… Ⅱ . ①乔… ②乔… ③马… Ⅲ . ①妇科外科手术 Ⅳ . ① R713

中国版本图书馆 CIP 数据核字 (2020) 第 054770 号

著作权合同登记号 : 01-2020-1019

策划编辑	焦健姿　丁亚红　王久红
责任编辑	黄维佳
装帧设计	佳木水轩
责任印制	李晓霖

出　　版	中国科学技术出版社
发　　行	中国科学技术出版社有限公司发行部
地　　址	北京市海淀区中关村南大街 16 号
邮　　编	100081
发行电话	010-62173865
传　　真	010-62179148
网　　址	http://www.cspbooks.com.cn

开　　本	889mm×1194mm　1/16
字　　数	274 千字
印　　张	11
版　　次	2020 年 7 月第 1 版
印　　次	2020 年 7 月第 1 次印刷
印　　刷	天津翔远印刷有限公司
书　　号	ISBN 978-7-5046-8629-9 / R·2521
定　　价	148.00 元

主　　译　乔　杰　马彩虹

副 主 译　杨　硕　杨　艳

译 校 者（以姓氏笔画为序）

　　　　　王　洋　王　超　王琳琳

　　　　　邓　凤　吕笑冬　刘娜娜

　　　　　宋雪凌　张佳佳　张新宇

　　　　　庞天舒　高　畅　韩　晶

内 容 提 要　Abstract

　　本书引进自世界知名的 Wolters Kluwer 出版社，是妇科手术技巧系列丛书之一，是一部实用性极强的生殖内分泌学与不孕症专业图解类手术操作指南。全书共 10 章，全面介绍了生殖内分泌学与不孕症的各种治疗方式，均按照总体原则、影像学检查与其他诊断方法、术前准备、手术治疗、操作步骤与技巧、经验及教训、术后护理、预后、并发症的顺序进行介绍，覆盖不孕症相关各部位（阴道、宫颈、子宫、输卵管、卵巢及盆腔）手术、辅助生殖技术相关手术及日间手术，还包括生殖道造影及宫腔的评估，非常适合用于术前快速回顾手术步骤。本书内容简洁明晰、配图精美丰富，是妇产科各亚专业及相关专业医师日常实践的理想参考书，同时亦是一部不可多得的手术操作技术指导宝典。

主译简介

乔杰 中国工程院院士，美国人文与科学院外籍院士，北京大学医学部常务副主任，北京大学第三医院院长。国家妇产疾病临床医学研究中心主任，国家产科医疗质量管理和控制中心主任，中国女医师协会会长，健康中国行动推进委员会专家咨询委员会委员，中国医师协会生殖医学专业委员会主任委员，中华医学会妇产科学分会委员会副主任委员，《BMJ Quality & Safety（中文版）》《Human Reproduction Update（中文版）》主编等。30余年来一直从事妇产及生殖健康相关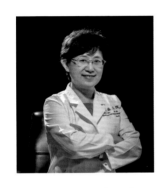临床与基础研究工作，领导团队不断揭示常见生殖障碍疾病病因及诊疗策略、创新生育力保存综合体系并从遗传学、表观遗传学角度对人类早期胚胎发育机制进行深入了研究。同时，开发新的胚胎基因诊断技术，为改善女性生育力、防治遗传性出生缺陷做出了贡献。获国家科技进步二等奖3项、省部级一等奖3项及何梁何利科学与技术进步奖等。主编我国首套生殖医学专业高等教育国家级规划教材《生殖工程学》《妇产科学》《生殖内分泌疾病诊断与治疗》等19种。目前已作为第一作者或责任作者在 Lancet、Science、Cell、Nature、JAMA、Nature Medicine 等国际顶尖知名期刊发表 SCI 论文200余篇。

马彩虹 博士，主任医师、教授、博士研究生导师，北京大学第三医院生殖医学中心副主任。中华医学会生殖医学分会伦理和管理学组委员，中国医疗健康和国际交流促进会生殖医学分会副主任委员，中华医师协会生殖医学分会委员，中华医学会妇产科北京分会常务委员，中国生殖健康产业协会委员，北京中西医结合学会妇产专业委员会常务委员，《中国微创外科杂志》编委等。多年来一直从事妇产及生殖健康相关临床与基础研究工作，主要研究子宫内膜异位症与不育、宫腔粘连、反复着床失败及流产的机制研究。联合宫腔镜检查、显微镜及电镜检查，评估子宫内膜容受性，指导完善胚胎移植方案。多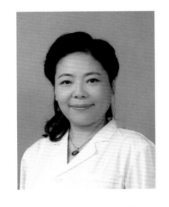次受邀在国际学术会议作相关报告。主持国家科技支撑计划、国家自然科学基金等国家级项目3项，省部级研究项目4项；获北京市教育创新标兵、国家教育部科学技术进步一等奖1项、二等奖1项、北京市科学技术奖、北京市高校青年教师基本功竞赛优秀指导教师、北京市优秀中青年医师、妇幼健康科学技术奖科技成果二等奖等；获实用专利2项。主编国家"十二五"重点图书《生殖医学微创手术学》《经阴道腹腔镜及宫腔镜新技术》等，主译《辅助生殖技术医疗机构质量管理：实践指南》，参编卫生部规划教材《生殖工程学》；作为第一作者或责任作者发表相关研究论著60余篇。

序

妇科手术技巧系列丛书分为《妇科手术技巧：妇科学》《妇科手术技巧：生殖内分泌学与不孕症》《妇科手术技巧：泌尿妇科学》《妇科手术技巧：妇科肿瘤学》四个分册。该套丛书旨在通过清晰、简明的手术图解，为各亚专业的医生阐明各类手术的基本操作步骤。

有别于其他妇科学教科书，本书着重于手术图片展示，是图解类手术操作指南。

该套丛书从妇科学、生殖内分泌学与不孕症、泌尿妇科学、妇科肿瘤学等几个方面，分别阐述了该亚临床专业中最常见的临床操作和手术技巧。我们有幸召集了一批杰出的专家著者，并在资深图书编辑的指导下共同完成这套丛书。

《妇科手术技巧：妇科学》，著者 Tommaso Falcone 是 Cleveland Clinic 的妇科主任，以擅长妇科良性疾病的手术治疗而闻名。他与 M. Jean Uy Kroh 及 Linda D. Bradley 医生用心收集了一系列极具价值的手术图片，着重强调了该领域手术的基本原则。

《妇科手术技巧：生殖内分泌学与不孕症》，著者 Steven Nakajima 是 Stanford 大学医学院妇产科学、生殖与生殖健康组临床教授，擅长生殖医学中的操作与手术。他与同事 Travis W. McCoy 及 Miriam S. Krause 医生一起完成本书，细致总结了该专业领域的必要操作与手术技巧。

《妇科手术技巧：泌尿妇科学》，著者 Christopher Tarnay 是加州大学洛杉矶分校（University of California, Los Angeles；UCLA）David Geffen 医学院副教授、泌尿妇科学与盆底重建组主任。他与同事 Stanford 大学医学院临床助理教授 Lisa Rugo Gupta，为我们理解女性盆底医学和盆底重建手术的重要原则做出了重要贡献。

《妇科手术技巧：妇科肿瘤学》，著者 Kenneth Hatch 是来自 Arizona 大学医学院的著名妇科肿瘤学家。他是妇科恶性肿瘤外科治疗领域的杰出专家之一。Hatch 医生及其他著者对该专科领域的基本手术治疗进行了精细且形象的解析。

我们希望这套丛书可以帮助提高妇科学相关专业人员的继续教育水平，同时也希望将这套丛书献给我们的患者，通过优化医疗技术来改善患者的治疗效果。

Jonathan S. Berek, MD, MMS
Operative Techniques in Gynecologic Surgery 丛书主编
Laurie Kraus Lacob 转化研究基金会教授
Stanford 大学医学院 Stanford 妇女癌症中心主任
Stanford 综合癌症研究所高级科学顾问
Stanford 健康护理交流项目主任

译者前言

生殖活动在人类进化的过程中发挥着至关重要的作用。人类对生殖过程及其调控方式的逐渐揭秘，开创了生殖医学领域中里程碑式的技术，即体外受精－胚胎移植技术。该技术的广泛应用使那些饱受生育疾病困扰的万千家庭获得了幸福。然而，即使是最佳的辅助生殖技术，其安全性和有效性也远不如自然生殖。现代科学技术发展促进了医学的飞速发展。腹腔镜和宫腔镜的应用使手术更加微创、更加安全。在微创技术基础上，生殖医学手术技术不仅可以确认不孕不育的病因并将其去除，创造自然妊娠的机会，而且还能有效提高辅助生殖技术的成功率和安全性，改善妊娠结局。

本书是新近出版的有关生殖医学手术的专著，内容涵盖了当前正在应用的各项技术。按解剖学分类，分别介绍了阴道、宫颈、卵巢、输卵管、盆腔常见疾病的诊断、鉴别诊断、手术处理原则和技巧。难能可贵的是，除了详细介绍术前准备、手术方式的选择、手术技巧、常见问题和并发症的处理之外，本书还阐述了各种疾病的非手术治疗方法，帮助读者全面获得有关疾病的诊断和处理方法，而不仅仅是学习手术技巧。本书内容新颖、步骤清晰、知识深入，实用性强，特别是经验与教训的总结，对临床工作有很高的指导价值。

本书翻译团队来自北京大学第三医院生殖医学中心。在翻译整理过程中，为尽可能原汁原味地展示原著者的手术理念和治疗思路，各位译者对保护和修复生育功能的手术技巧进行了反复推敲，力求翻译达意且易于理解。我们相信，生殖医学临床医生和妇产科领域的年轻医生将会从本书中收获更多新理念和新知识，从而更好地惠及患者。

非常感谢原著者编写了这部精彩的著作，同时也感谢中国科学技术出版社为我们提供了翻译本书的机会。感谢所有译者的辛苦付出。希望所有读者，都能从书中有所受益。

尽管翻译过程中我们反复斟酌，希望能够准确表述原著者的本意，但由于中外语言表达习惯有所差别，中文翻译版中可能存在一些表述不妥或失当，恳请各位同行和读者批评、指正。

原书前言

我们非常荣幸可以参与本书的编写。本书的内容涵盖目前生殖医学领域正在应用的各种手术和检查。更值得关注的是，书中内容呈现了生殖内分泌学与不孕症（reproductive endocrinology and infertility，REI）亚专业正在变化的热点与进展。体外受精（in vitro fertilization，IVF）和胚胎移植（embryo transfer，ET）相关的手术操作已发展为可在门诊进行的手术，过去的常规手术已被微创技术所取代，其中部分手术还可以在机器人辅助下完成。书中介绍了不断转变的生殖医学理念及其亚专业方面的大量新进展，这些内容必定成为 REI 专业人员的宝贵学习资源。

本书的著者大多来自 Stanford 大学医学院或 Louisville 大学。其中，Travis McCoy、Miriam Krause、Maher Abdallah、Mazin Abdullah、John Preston Parry、Peter Uzelac 等几位著者是来自 Louisville 大学 REI 专科医生，Steven Nakajima 则是 REI 专科培训部主任。还有 2 名著者来自 Stanford 大学医学院，即 REI 专业的 Jonathan Kort 医生和放射医学专业的 Steven Co 医生。此外，还有来自费尔德曼家族基金会的 Ariel Revel，他曾在 2016 年任 Stanford 大学的客座教授；Camran Nezhat 和 Azadeh Nezhat 目前正在 Stanford 医院做专科医生。

本书所有著者都是非常杰出的手术医生和医务工作者，具备精湛的专业技术知识，并乐于与医学同道分享他们的个人手术经验。在本书编写过程中，各位著者们花费了很多时间和精力，在此我们要对各位家人给予的支持表示真挚的感谢。

Steven T. Nakajima, MD

Travis W. McCoy, MD

Miriam S. Krause, MD

第一篇　生殖手术按解剖结构分类
Fertility Operations by Anatomic Location

第二篇 辅助生育技术操作
Assisted Reproductive Technology Procedures

第三篇 门诊操作
Office Procedures

第一篇
生殖手术按解剖结构分类
Fertility Operations by Anatomic Location

阴 道
Vagina

第1章

妇科手术技巧：生殖
内分泌学与不孕症

Operative Techniques in
Gynecologic Surgery:
Reproductive
Endocrinology
and Infertility

第一节　阴道中隔的评估与处理

Jonathan D. Kort　Travis W. McCoy　Steven T. Nakajima　著

王　超　张佳佳　译

一、总体原则

（一）定义

- 阴道中隔是指由副中肾管垂直融合及泌尿生殖窦内陷异常，或两侧副中肾管侧面融合异常所致的阴道完全或不全梗阻。阴道横隔可发生于阴道上段、中段或下段，常有梗阻表现，导致原发性闭经、阴道黏液蓄积、阴道积血及周期性下腹痛[1]。阴道纵隔常伴发子宫发育异常，可表现为阴道部分梗阻，如患者自诉卫生棉条置入困难、性交困难、应用卫生棉条后仍有阴道出血，或无任何症状而仅在盆腔检查时发现[2]。

- 当真正的阴道外口过于狭小或缩窄时，其与直肠之间的区域被扩张后形成假穴，我们在这里将假穴的前壁，称之为"功能性的阴道水平隔"。

（二）鉴别诊断

- 阴道横隔
  - ➤ 米勒管发育不全综合征（Mayer-Rokitansky-Kuster-Hauser 综合征）。
  - ➤ 雄激素不敏感。
  - ➤ 处女膜闭锁。
  - ➤ 宫颈 / 阴道发育不全。
- 阴道纵隔
  - ➤ 当阴道水平隔厚且阴道外口较宽大时，可能与不完全性阴道纵隔相似。大多数情况下，对完全性或不完全性阴道纵隔可以作出较明确的诊断，因此检查时更应该关注患者是否同时存在子宫或肾脏发育异常。
- 阴道水平隔
  - ➤ 米勒管发育不全综合征（Mayer-Rokitansky-Kuster-Hauser 综合征）。
  - ➤ 雄激素不敏感。
  - ➤ 宫颈 / 阴道发育不全。

（三）非手术治疗

- 阴道横隔：下丘脑－垂体－卵巢轴的激素抑制治疗能够抑制子宫内膜周期性生长与脱落，从而暂时缓解阴道积血引起的经期腹痛症状。但这只能作为手术前的过渡治疗方式。

- 阴道纵隔：只有不到 1/2 的阴道纵隔患者会有症状并需要手术治疗[2]。对于无性交痛、没有阴道分娩计划的阴道纵隔患者，期待治疗或许是最佳选择。

- 阴道水平隔：取决于阴道外口的大小，阴道内或多或少可能存在蓄积的经血。下丘脑－垂体－卵巢轴的激素抑制治疗能够暂时缓解阴道积血引起的经期腹痛症状，但往往需要手术治疗。

二、影像学检查与其他诊断方法

- 对于可疑处女膜闭锁的患者，常可以通过超声及盆腔检查做出诊断。典型的临床表现为阴道外口膜状组织膨出（由积聚的经血所致），其上常可见蓝色斑点。嘱患者行 Valsalva 动作时（译者注：Valsalva 动作是行强力闭呼动作，即深吸气后紧闭声门，再用力做呼气动作，呼气时对抗紧闭的会厌，增加胸腔、腹腔压力），可见处女膜进一步膨出。患者往往自诉月经来潮时会有周期性腹痛。通过腹部超声可以探及患者的子宫。无症状性处女膜闭锁亦见报道，但不是典型病例（图 1-1）[3]。

- 对于可见阴道盲端、临床可疑阴道横隔的患者，

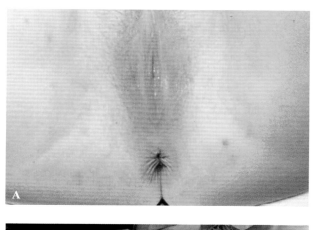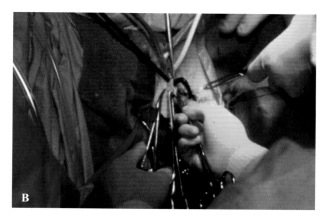
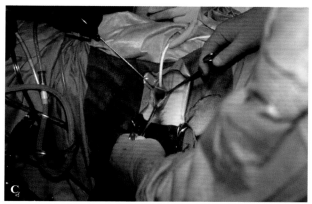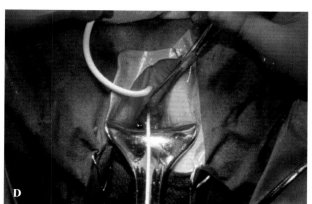

▲ 图 1-1 处女膜闭锁手术

A. 正常女性外生殖器外观；B. 切开闭锁的处女膜后，从 16cm×12cm×10cm 的被积血扩张的阴道中引流出 1200ml 经血；
C. 处女膜闭锁切除前无孔外观；D. 儿科 Foley 导尿管经宫颈置入宫腔

MRI 检查有助于作出诊断，并明确阴道隔的位置及厚度[4]。

- 对于临床可疑阴道纵隔、不排除合并子宫畸形的患者，应予 MRI 或超声检查以评估子宫情况。

- 对于阴道水平隔患者，麻醉下盆腔检查可能有助于明确狭小或缩窄的阴道外口位置。常需行超声或 MRI 检查以确定有无宫颈、子宫或阴道积血存在。

三、术前准备

- 手术前应行体格及影像学检查，评估隔的位置与厚度。另外需要强调的是，应仔细探查宫颈的存在，并排除宫颈发育不全可能，特别是阴道隔位置较高的时候，采取的手术方式可能不同。

- 手术前应用激素类药物抑制月经来潮，可缓解

患者的不适感。

- 手术前行阴道扩张治疗，可使较厚的阴道隔变薄，并有助于延长下段阴道，方便实施手术[4]。

四、手术治疗

- 阴道横隔患者常有梗阻性闭经及周期性盆腔痛表现，通常需要手术治疗。由于常并发子宫内膜异位症，可以考虑在阴道横隔切除的同时行腹腔镜检查[5]。

- 手术前不引流阴道积血可能有助于获得更好的视野。

- 阴道纵隔伴有性交痛或计划阴道分娩的患者应予手术治疗[6]。

- 阴道水平隔患者根据阴道开口的大小，可有周期性盆腔痛表现。常需手术治疗以使经血流出

通畅并正常完成性交。

（一）体位

- 阴道横隔：阴道横隔患者应取仰卧截石位，以便开展经阴式及腹腔镜双入路。
- 阴道纵隔：阴道纵隔患者应取仰卧截石位，但仅需经阴式入路。
- 阴道水平隔：阴道水平隔患者应取仰卧截石位，

以便开展经阴式入路，同时准备腹腔镜入路。

（二）手术入路

- 切除阴道中隔需经阴式入路，但对于阴道横隔的患者，由于往往合并子宫内膜异位症，常需同时行腹腔镜手术[5]。
- 阴道纵隔合并子宫纵隔时，要求术者掌握宫腔镜子宫纵隔切开技术。

五、操作步骤与技巧

（一）阴道横隔

1. 探查

- 应置入 Foley 导尿管并行诊断性腹腔镜检查，从上方探查阴道积血情况。

2. 明确阴道腔的诊断和定位

- 排空膀胱后行直肠指诊，明确阴道腔道的走行与角度。可用针穿刺阴道积血，以明确诊断[6]。
- 虽经腹腔镜探查及直肠指诊，但当横隔位置高、过厚，仍难以定位阴道腔时，可经宫底刺入探针，经宫颈穿出，以指示阴道上段的位置。

3. 经阴道切开横隔的外侧黏膜

- 在横隔外侧的阴道黏膜面做十字切开，钝锐结

合游离，形成 4 个三角形皮瓣（技术图 1-1）[7]。
- 丝线缝合牵引阴道黏膜皮瓣。

4. 切除疏松横隔组织

- 用冷刀切或电刀消融的方法去除上一步手术暴露出来的阴道横隔两层黏膜间的疏松组织，以手指触摸阴道前后壁，向前感受 Foley 导尿管位置，向后感受直肠内另一手的手指位置，避免损伤膀胱及肠管。

5. 从下方切开横隔的内侧黏膜

- 从下方在阴道横隔的内侧黏膜，作十字切开，与外侧黏膜的十字切口成 45° 错开，形成另外的 4 个三角形皮瓣。

6. Z 形创缘——横隔上下部再吻合

- 翻转阴道横隔两侧的黏膜皮瓣使其两两相对。

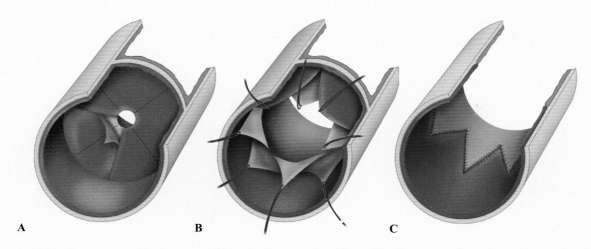

▲ 技术图 1-1　阴道横隔手术

A. 阴道横隔形成的"穹顶部"（横隔外侧）黏膜以蓝色标识。十字切开后形成 4 个皮瓣；B. 阴道上部黏膜（横隔内侧）以棕色标识，保持与横隔外侧黏膜切口成 45° 交错十字切开；C. 横隔两侧阴道黏膜瓣向外翻转，彼此部分重叠，行单层间断缝合，形成连续 Z 形创缘

如有必要，可进一步游离、去除皮瓣下组织，并小心避免膀胱直肠损伤，使用延迟可吸收线单层间断缝合，保证缝合时创缘无张力[7]。最终形成连续 Z 形创缘。

7. 避免术后并发症

- 许多术者选择在 Z 形创缘局部应用雌激素软膏。
- 部分术者在阴道内放置硬质模具，每日更换直至出院，其后应用弹性模具。
- 术后禁止性生活 6 周。

8. 避免破坏处女膜的备选方式

- 对于因文化因素要求保持处女膜完整性的患者，根据处女膜孔大小选择合适的 Foley 导管，置入阴道横隔上部并留置引流 2 周，可能有助于缓解经期腹痛、阴道黏液蓄积及阴道积血。为便于置入 Foley 导管，Gezginç 等[8]取开腹入路，纵行切开阴道后壁，Foley 导管被导引通过阴道横隔的孔（位于阴道上 1/3 处），向外导出。

（二）阴道纵隔

1. 纵隔与阴道前壁相连处切开

- 手术可在全麻或局麻下实施。置入导尿管有助于切除纵隔时保护膀胱。
- 由于有过性生活的原因，阴道一侧腔体可能被明显扩张，另一侧相对较小的腔体查找起来可能较困难，并且在盆腔检查时容易被忽略（技术图 1-2）。
- 定位阴道纵隔拟切开点黏膜，一把 Allis 钳夹住隔的腹侧（即与阴道前壁相连处），另一把 Allis 钳夹住其背侧（即与阴道后壁相连处）。电针自阴道口切开纵隔与阴道前壁相连组织至宫颈，在距宫颈数毫米处停止操作以防损伤宫颈[4]。

2. 纵隔后部切开

- 上一步骤完成后就可以切开纵隔与阴道后壁相连处，依旧使用电针，并在距宫颈数毫米处停止操作。

3. 缝合

- 切缘使用 3-0 或 4-0 可吸收缝线间断缝合。

4. 备选方式

- 可使用具有组织闭合作用的 LigaSure™ 闭合器（Covidien，Minnapolis，MN）切除阴道纵隔，且不需要缝合切缘。

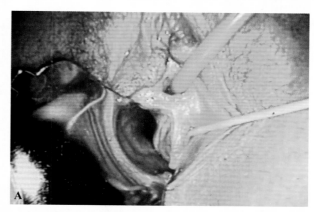

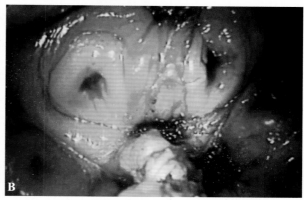

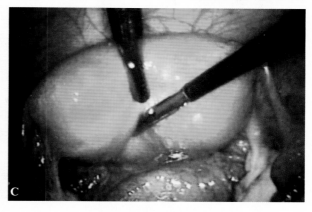

▲ 技术图 1-2 阴道纵隔手术

A. 阴道纵隔患者，右侧阴道腔内置入窥器，左侧阴道腔内置入无菌棉签，Foley 导尿管经尿道置入膀胱；B. 切除阴道纵隔，可见双宫颈外口；C. 腹腔镜下见一个宫体，其内为完全纵隔子宫，有左、右两个宫腔

5. 预防粘连

■ 切缘缝合处可局部涂抹雌激素制剂。如果切除范围广或两侧切缘互相贴近，术后可以放置阴道模具1～2周。

（三）阴道水平隔

1. 切除水平隔

■ 手术应在全麻下实施。插入 Foley 导尿管以利于在切除水平隔时保护膀胱（技术图1-3）。

■ 可借助小口径宫腔镜探查狭小或缩窄的真正阴道开口并进入阴道，如能在镜下看到宫颈，便可确认。

■ 确认阴道外口后，使用 Allis 钳夹住隔的两侧，然后切开。根据阴道盲袋状假腔（常因性交时外阴后联合扩张、内陷所形成）的直径与深度，需切除1～2cm 宽的部分隔组织，不可仅行切开术。自阴道口至宫颈之间切除水平隔组织，在距宫颈数毫米处停止操作以防损伤宫颈。

2. 缝合

■ 切缘使用3-0或4-0可吸收缝线间断缝合。

3. 预防粘连

■ 切缘缝合处可局部涂抹雌激素。如果切缘范围大或两侧切缘互相贴近，术后可以放置阴道模具1～2周。

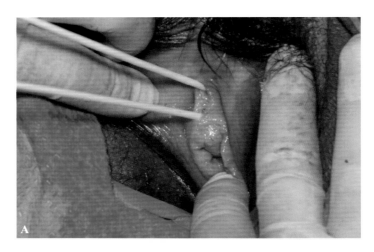

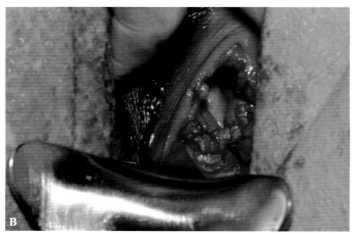

▲ 技术图 1-3　阴道水平隔手术

A. 阴道水平隔患者，上方无菌棉签指示尿道位置，下方无菌棉签指示阴道开口位置，水平隔下方阴道向外开口，向内止于假穴盲端，由阴道性交扩张所形成；B. 切除水平隔后呈现单一阴道腔

六、经验与教训

（一）阴道纵隔切除

✖ 避免切至宫颈过近处，以防损伤宫颈。

（二）阴道横隔切除

○ 应始终注意向腹侧牵拉 Foley 导尿管并做直肠指诊，以避免膀胱及肠管损伤。

（三）阴道水平隔切除

○ 经狭窄的阴道外口行宫腔镜探查宫颈，有助于进一步明确阴道水平隔的诊断。

（四）术后护理

○ 局部涂抹雌激素并应用阴道模具能够预防瘢痕挛缩形成。

参 考 文 献

[1] Rock JA, Azziz R. Genital anomalies in childhood. *Clin Obstet Gynecol.* 1987;30(3):682–696.
[2] Haddad B, Louis-Sylvestre C, Poitout P, et al. Longitudinal vaginal septum "a retrospective study of 202 cases." *Eur J Obstet Gynecol Reprod Biol.* 1997;74:197–199.
[3] Sanders RM, Nakajima ST. An unusual late presentation of an imperforate hymen. *Obstet Gynecol.* 1994;83:896–898.
[4] Quint EH, McCarthy JD, Smith YR. Vaginal surgery for congenital anomalies. *Clin Obstet Gynecol.* 2010;53(1):115–124.
[5] Deligeoroglou E, Iavazzo C, Sofoudis C, et al. Management of hematocolpos in adolescents with transverse vaginal septum.
Arch Gynecol Obstet. 2012;285(4):1083–1087.
[6] Brucker SY, Rall K, Campo R, Oppelt P, Isaacson K. Treatment of congenital malformations. *Semin Reprod Med.* 2011;29(2):101–112.
[7] Wierrani F, Bodner K, Spangler B, et al. "Z"-plasty of the transverse vaginal septum using Garcia's procedure and the Grünberger modification. *Fertil Steril.* 2003;79(3):608–612.
[8] Gezginc K, Yazici F, Karatayli R, et al. A new technique for the treatment of transverse vaginal septum by foley catheter. *J Pediatr Adolesc Gynecol.* 2011;24(5):322–325.

第二节 阴道成形术

Miriam S. Krause　Steven T. Nakajima　著

王　超　张佳佳　马彩虹　译

一、总体原则

（一）定义

阴道闭锁，又叫Mayer–Rokitansky–Kuster–Hauser综合征（MRKH综合征），是指胚胎时期米勒管（副中肾管）发育异常，导致子宫及阴道上2/3不发育。阴道下1/3由于起源于尿生殖窦，往往可以正常存在；部分可存在始基子宫及输卵管；通常存在正常卵巢。在女性新生儿中发生率为1∶5000～1∶10000[1]。MRKH综合征常合并其他遗传、内分泌与代谢疾病，最常发生于尿道（30%～47%）[2]与骨骼系统（12%）[3]。

MRKH综合征患者的性别表型与基因型均为女性（46XX，具有女性外生殖器外观、正常乳腺发育、正常女性毛发分布及正常女性体型比例）。MRKH常见于原发性闭经患者中。始基子宫可含有正常功能的子宫内膜，形成宫腔积血并导致子宫内膜异位症。为使MRKH综合征患者能够完成性交，可实施阴道成形，包括非手术治疗及手术治疗等不同方式。仅有少数研究进行不同方式之间的比较，只有一项为随机对照研究，故阴道成形的最佳方式仍有待进一步探讨[4]。术者常选择自己熟练的手术方式。由于有些设备未能实现商业化生产，部分手术方式难以重复实施。手术治疗应限于在专业治疗中心开展[5]。

要达到良好的治疗效果，除适当的成形方式外，患者的依从性对预后也非常重要。

（二）鉴别诊断

阴道闭锁需要跟下列同样伴有原发性闭经表现的疾病相鉴别。

- 处女膜闭锁：典型的临床表现为阴道外口膜状组织膨出，其上常可见蓝色斑点（由陈旧性积血所致）。嘱患者行 Valsalva 动作时可见处女膜进一步膨出。患者往往自诉月经来潮时周期性腹痛。这类患者有存在子宫，可被经腹部超声探查到，其染色体核型为46XX。

- 阴道横隔：阴道横隔位置不定，而且若患者性生活频繁，阴道盲端可扩张到原横隔位置之上。阴道横隔患者存在小囊袋状阴道盲端，以此可与处女膜闭锁相鉴别。阴道横隔不随 Valsalva 动作而膨出，而且阴道上下段之间可能有一段长度不等的缺失。由于血液积聚在横隔近中侧，患者可表现为周期性或频发性腹痛。这类患者有子宫，经腹部或经阴道超声可探查到。染色体核型为46XX。

- 雄激素不敏感（既往称之为"睾丸女性化"）：由雄激素受体缺失所致。患者染色体核型为男性（46XY），但表型为身材高大的女性体态，乳房增大、乳晕色浅，阴毛、腋毛稀疏。内

生殖器为男性，无子宫发育。血睾酮值为正常男性范围。确诊依据为男性染色体核型。与MRKH综合征患者一样，雄激素不敏感患者在切除睾丸后亦可行阴道成形以便完成性交。性腺切除术能够预防性腺母细胞瘤或无性细胞瘤的发生。

- 46XY 核型 17α- 羟化酶缺失：该疾病为 CYP17A1 基因缺陷，主要导致肾上腺类固醇激素通路紊乱，如孕酮水平升高，而 17- 羟孕酮、皮质醇、硫酸脱氢表雄酮（DHEAS）、脱氢表雄酮（DHEA）、雄烯二酮、睾酮及雌二醇等激素水平降低或缺失。通常 17α- 羟化酶缺失的男性患者其外生殖器为女性外观，社会性别常为女性。此类患者阴道呈盲端，腹腔内存在睾丸，青春期原发性闭经。男性染色体核型可明确诊断。可按下文所述方式予阴道成形。性腺切除术能够预防性腺母细胞瘤或无性细胞瘤的发生。

（三）解剖学因素

根据患者既往是否有规律性生活，阴道假穴的深度变化迥异[6]。

（四）非手术治疗

非手术阴道成形需在会阴区间断施以压力，从而将阴道假穴延伸成类似阴道样的结构。具体方式包括主动扩张与被动扩张，下文将进一步介绍。

（五）影像学检查与其他诊断方法

综合下述各项内容有助于做出正确诊断。

- 病史：尤其应关注是否有周期性盆腔痛；家族史；性生活史。

- 体格检查：Valsalva 动作时视诊阴道外口；常规直肠指诊，探查子宫是否存在（检查者以手指向腹侧施压，自盆壁一侧滑向另一侧。若无子宫，手指可触及平滑条索状组织）。

- 经阴道超声检查（如有阴道袋状假腔，亦可经假腔行超声检查；否则行经会阴超声检查）。

- 盆腔磁共振成像（magnetic resonance imaging,

MRI）：对于阴道横隔患者拟行手术重建者，通过 MRI 进行术前评估尤为重要。

- 核型分析：若发现 Y 染色体（无论完全性或部分性），通常应当手术切除腹腔内生殖腺，以避免其发生恶变。

- 激素水平：如卵泡刺激素（follicle-stimuating hormone，FSH）、黄体生成素（luteinizing hormone，LH）、睾酮等。

二、术前准备

除标准术前准备外，手术时机、心理咨询、多学科会诊及术前评估对于阴道成形非常重要。

- 依据患者的性活跃度决定其手术时机，通常选择 17—20 岁、心智成熟、能够接受阴道成形维持治疗时进行。医患合作有助于获得最佳远期预后，患者对其自身状态的社会心理因素调整对于获得成功的治疗结局非常重要。

- 诊断为 MRKH 综合征往往会令青少年患者及其父母感到非常震惊，他们所忧虑和害怕的主要是自尊心受损、感觉不够"女性化"，并担心能否正常同房及生育子女。应重视与患者讨论他们的这些忧虑，并告知患者阴道成形的不同方式，以及可以通过代孕获得生物学意义上的后代（译者注：目前国内尚不允许此种方式）。研究表明，心理咨询在由妇科医生、社工、甚至以前患有 MRKH 综合征的患者共同组成的小组讨论中进行，将有助于患者的治疗[7]。

- 根据手术方式不同，多学科团队应包括妇科医师、精神科医师、泌尿外科医师及结直肠外科医师等。

- 术前评估应结合患者情况，完善经腹部或经阴道超声、盆腔 MRI、染色体分析、静脉肾盂造影（评估有无肾脏及脊柱发育异常）等，如可行时建议进行麻醉下妇科内诊。

三、手术治疗

一台成功的成形手术，无论采取何种手术方式，主要围绕以下 3 项原则：①在膀胱与直肠间分离出足够的空间；②制作嵌入体 [利用腹膜、乙状结肠、断层皮片移植（split-thickness skin graft，STSG）等]；③在挛缩愈合期进行持续长时间的扩张治疗。

（一）体位

患者取仰卧膀胱截石位，双腿分置于可调节腿架上，以便同时或先后开展经腹和经阴式手术。但采用 Abbe-Wharton-McIndoe 术式时，患者先取俯卧位，以便从其臀部获得皮片，然后再改成仰卧膀胱截石位。

（二）术式

手术方式按照解剖入路分为单纯阴式手术和阴式联合腹腔镜手术。根据阴道成形所用组织材料包括腹膜、肠管、断层皮片、外阴组织等，视情况进行相应的手术准备。

不同术式主要包括以下几种。

1. Abbe-Wharton-McIndoe 术。

2. Williams 外阴成形术。

3. 腹腔镜 Davydov 术。

4. 腹腔镜乙状结肠代阴道成形术（Ruge 术）。

5. 腹腔镜 Vecchietti 术。

6. 腹腔镜单叶腹膜（single peritoneal flap，SPF）代阴道成形术。

四、操作步骤与技巧

（一）非手术治疗

1. Frank 扩张（主动扩张）

若患者已存在发育较好的外阴舟状窝或阴道假穴，可以自行每日应用阴道扩张器，以增加其宽度及深度[8]。应先朝向骶骨方向向后扩张，然后再调整方向转向头侧。这种方向的改变对于防止尿道开口的损伤至关重要。扩张器每天使用两次，每次 30min，持续 2～4 周。可在放置扩张器前使用局部麻醉凝胶。对于合适的患者，规律同房可以起到同样的作用。与 McIndoe 术式（见后文）相比，Frank 扩张能够带来更符合生理性的效果，包括阴道 pH、润滑作用及随月经周期激素水平变化而产生的阴道细胞学改变[9]。

2. Ingram 法（被动扩张）

这种方法需要使用一种特制的，类似竞赛自行车座上连接阴道扩张器的设备，阴道扩张器可以从小号到大号更换。应告知患者如何应用阴道扩张器，包括将扩张器放置于预设位置、穿着支持性内裤及日常外套等，然后坐在自行车座样底座上，身体稍向前倾，保持扩张器在位，15～30分钟 1 组，每日累计至少 2h。每月随访，定期更换更大型号的阴道扩张器。在使用最大号阴道扩张器 1～2 个月后可尝试同房。若无规律同房，应建议患者继续应用阴道扩张器。使用这种方法，91.9% 的患者可以实现功能性效果[10]。与 Frank 扩张相比，这种方式主要包括两点优势：患者不需要自行使用扩张器按压阴道舟状窝或假穴，而且新的阴道空间是一点点被扩张开来。被动扩张已被证实是一种行之有效的方法，可以作为阴道成形的一线治疗方法。如治疗失败，可采用手术治疗。

（二）手术治疗：Abbe-Wharton-McIndoe 术

这种方式单纯应用阴式入路，需从臀部获取断层皮片（STSG）。

1. 手术步骤

第 1 步：从臀部获取皮片

■ 出于美观的目的，皮片常从臀部被内裤遮盖区域获取。

■ 使用聚维酮碘进行臀部皮肤消毒，然后取下皮片。

■ 供皮区涂以矿物油，由助手牵张臀部皮肤，术者使用 Padgett 电植皮刀（Integra，Plainsboro，NJ）获得皮肤组织。皮片需厚 0.046cm、宽 8～9cm、长 16～20cm。如果一侧臀部大小不足以提供整块皮片，可以从两侧臀部分别获取一半长度大小的皮片。手术应当一点点进行，以便能够获得连续的皮片。

■ 将皮片包裹于浸湿的纱布中。

■ 供皮区喷涂稀释的肾上腺素（用以止血），覆盖无菌敷料并加压包扎。7d 后解除加压包扎，无菌敷料会逐渐分离并脱落。

第 2 步：新造阴道空间

■ 全层切开外阴舟状窝或阴道假穴顶端黏膜。

■ 分离膀胱与尿道（前方）和直肠（后方）的空间直至腹膜。膀胱置入导尿管、直肠插入 1 根手指，有助于术者分清解剖层次。可以尝试先从两侧钝性分离出间隙，然后分离中间的组织。

■ 耻骨直肠肌内侧缘中段可双侧切开，防止泌尿生殖膈处阴道狭窄。这对于雄激素不敏感等呈男型骨盆的患者尤其重要。

■ 分离时应当在腹膜下保留部分组织，有助于移植皮片在该处附着。

■ 所有的血管都应该使用缝线结扎，以避免移植皮片脱落坏死。

第 3 步：准备阴道模具

■ 最初 McIndoe 法使用硬质轻木来制作移植皮片的模具[11]。后来 Counseller-Flor 改良法使用海绵橡胶来制作模具[12]：取经气体消毒法灭菌处理的 10cm×10cm×20cm 大小的海绵橡胶 1

块，用剪刀将其裁剪为目标大小的 2 倍，套上 1 枚安全套，将其放置在分离出的阴道空间内。20～30s 后，海绵橡胶会变形成阴道空间的大小，用 2-0 丝线将安全套在模具的末端结扎，然后撤出模具，在外套上第 2 枚安全套并再次结扎。

第 4 步：将皮片缝合于阴道模具上

- 将皮片覆盖于外层安全套上，用 5-0 惰性缝线做间断垂直褥式缝合加以固定。
- 应注意不要遗留空隙，否则肉芽组织生长会造成瘢痕挛缩。
- 将被覆皮片的模具置入新分离出的空间中，使用 5-0 惰性可吸收缝线将皮片边缘与皮肤边缘缝合固定，并留出引流空间。
- 膀胱内置入 Foley 导尿管或耻上膀胱造瘘引流，以实现膀胱减压。
- 使用惰性缝线缝合两侧阴唇，以保持模具不移位。

2. 术后护理

- 术后应用广谱抗生素 7d。
- 7～10d 后，予患者轻度镇静，取出阴道模具。用温灭菌盐水灌洗阴道腔，仔细探查，注意移植皮片是否贴附良好，有无肉芽组织生成，有无组织坏死等。若压力过大，尤其是盲腔的前壁和后壁，容易导致组织薄弱，甚至发生肠疝。
- 指导患者：每日取出模具，盐水灌洗阴道。连续应用 6 周，期间仅排尿排便时可取出模具。接下来的 12 个月中，每天夜间使用阴道模具。再往后可以不定期间断使用。如果发现模具置入困难，应当连续应用。

3. 预后：效果与并发症

- 报道显示其总体满意率达 80%～100%。Hojsgaard 与 Villadsen[13] 报道在 26 名患者中，1 周内皮片良好贴附率为 33%，另有 38% 患者在经 1 次调整后实现皮片良好贴附。3.8% 的患者发生直肠穿孔，11.5% 的患者发生出血及阴道狭窄，尿

道阴道瘘发生率为 7.7%，阴道直肠瘘发生率为 3.8%。Allessandrescu 等[14] 报道在 201 名患者中，直肠穿孔发生率为 1%，移植皮片感染率为 4%，但总体有 86.3% 患者恢复良好的解剖学结构。

- 其他并发症包括膀胱阴道瘘、术中术后出血、肉芽组织形成（可导致接触性出血和白带增多）、移植失败、阴道腔上部瘢痕形成继发阴道狭窄等。

（三）手术治疗：Williams 外阴阴道成形术

这项技术由 Williams 在 1964 年发明[15]，随后得到不同方面的改良[16]。该方法适于大阴唇较大的患者，利用大阴唇皮肤进行阴道成形。这项技术有几点优势：操作简单，术后无须阴道扩张；无明显并发症；术后疼痛程度轻微。缺点在于阴道角度偏平，尿液或可流到新形成的假穴中。总体来看，文献报道的应用这项技术的患者例数不多。

1. 手术步骤

第 1 步：外阴皮肤切开

- 紧贴外阴部阴毛的边界，作马蹄形切开，两侧达大阴唇内侧，上至尿道口水平。

第 2 步：对接缝合内侧皮肤切缘

- 使用 3-0 聚乙醇酸缝线将内侧皮肤切缘缝合，并将线结打在新造成的阴道腔内。早先使用的是 0 号铬制肠线，现在已经不再使用了。
- 缝合会阴部肌肉及皮下脂肪进行加固。

第 3 步：对接缝合外侧皮肤切缘

- 间断缝合大阴唇外侧皮肤切缘，这样便造出了一个 3cm 深的袋状结构。

2. 术后护理

- 置入 Foley 导尿管并卧床休息 7d，避免牵拉缝合的切口。卧床时酌情使用抗凝治疗。
- 而后持续 6 周使用阴道扩张器。

3. 预后：效果与并发症

- 未见报告其有明显并发症，但该方法报道的应

用例数并不多。这种方法可作为 McIndoe 术失败后的二线选择。

（四）手术治疗：Davydov 术

该术式使用腹膜作为新造阴道上皮。手术通常同时经阴及经腹（开腹或腹腔镜）完成，亦可单纯经阴完成[17-19]。

1. 手术步骤

第 1 步： 分离并牵拉腹膜

■ 经腹（腹腔镜或开腹）分离并牵拉道格拉斯窝腹膜。

第 2 步： 新造阴道空间

■ 经阴式分离尿道、膀胱及直肠间隙。为便于分清层次，应避开正中矢状面分离，可从两侧分离到腹膜层后，再将中间的桥样组织分开。

第 3 步： 向下牵拉腹膜

■ 打开腹膜，用 4 根 Vicryl® 缝合线向下牵拉至外阴。

■ 与外阴皮肤切缘缝合。通常使用 3.2cm×11cm 大小的模具撑开[19]。

■ 经腹于模具顶端将腹膜作 1～2 层荷包缝合以关闭腹膜。

第 4 步： 固定模具

■ 缝合大阴唇，保持模具在固定的位置，并维持 1 周。

■ 在此期间留置 Foley 导尿管以排空膀胱。

2. 术后护理

■ 指导患者更换并清洁模具：1 周后，模具可在洗澡及排尿排便时取出，然后根据患者情况，渐渐减少使用模具的时间。

■ 术后 5～7 周可开始同房，规律同房后，可酌情降低模具使用频率。

3. 预后：效果与并发症

■ Willemsen 与 Kluivers[19] 评估了 160 名分别应用 Frank 法与 Davydov 术患者的远期结局，其中 68 名患者接受 Davydov 术。Davydov 术后再造

阴道完全上皮化所需的平均时间为 11 个月，功能性阴道的平均长度为 7.8cm。总体而言，肉芽组织形成、瘘道形成、阴道狭窄等并发症发生率较低，但是，手术组有 1 例患者死亡。最终认定的死因是继发于麻醉用药的肝损伤。

■ 使用这种方法的优势之一是腹膜可像阴道上皮一样随月经周期激素水平变化而产生细胞学改变，并在同房时存在润滑作用。

（五）手术治疗：腹腔镜乙状结肠代阴道成形术（Ruge 术）

该术式使用乙状结肠作为成形阴道的上皮。手术通常同时经阴及经腹（开腹或腹腔镜）完成，亦可单纯经阴完成[20]。该术式最早是经耻骨联合上方入路开腹完成，现在通常采取腹腔镜方式完成。术前 36h 需作肠道准备，包括口服聚乙二醇洗肠及清洁灌肠。

1. 手术步骤

第 1 步： 腹腔镜下分离阴道空间

■ 常规建立腹腔镜。

■ 从道格拉斯窝开始，向会阴方向钝锐分离膀胱直肠间隙。亦可从会阴部开始向腹腔分离。

第 2 步： 准备乙状结肠移植物

■ 松解乙状结肠，暴露直乙交界之上 15～20cm 长的乙状结肠襻，以获取同一动脉血供来源的肠襻为目标，通常选择第 3 支乙状结肠下动脉支配区。可以通过乙状结肠系膜透光试验检查血管走行。

■ 可以使用 60mm GIA™ 肠道吻合器（GastroIntestinal Anastomosis Auto Suture，US Surgical Corp，Norwalk，CT）离断远端乙状结肠。

■ 钳夹固定近端乙状结肠。

■ 可以通过 28mm 或 31mm PCEEA 吻合器（Premium Plus Circular End to End Anastomosis，Auto Suture，US Surgical Corp，Norwalk，CT）进行在位乙状结肠的端端吻合。

第 3 步：吻合移植物

- 将离断的乙状结肠段移至新造的阴道空间内，应注意避免过度牵拉导致的供血血管张力过大。
- 使用 3-0 聚乳酸羟基乙酸缝线间断缝合乙状结肠与阴道前庭边缘。

第 4 步：加固移植物

- 使用聚酯线将新造阴道顶端与骶岬筋膜做双层缝合以加固。
- 常规关闭乙状结肠系膜并关腹。

2. 术后护理

- 术后留置 Foley 导尿管 3d，同时应用抗生素预防感染。
- 术后 1 个月及术后 2 个月时需行麻醉下妇科检查，重点检查移植物完整性，及有无肉芽组织形成。如切口愈合，可尝试同房，或使用 Hegar 扩张器（选用 26 或 27 号，每 2～3 天 1 次）。

3. 预后：效果与并发症

- 据 Per Communal 报道[20]，16 名接受该术式的患者在解剖结构方面达到良好的效果，无术中、术后并发症发生。
- 向患者发放调查问卷评估新造阴道功能，约 50% 反映在术后第 1 年时存在性交不适感。这一比例与其他阴道成形术相近。总体而言，乙状结肠代阴道的润滑度令人满意。
- 缺点包括阴道分泌物过多、阴道前庭狭窄及阴道黏膜壁脱垂。此外，参与评估的患者例数较少。

（六）手术治疗：Vecchietti 术

该术式首次报告于 1965 年[21]，最初由开腹完成，后历经多次改良，其中最重要的变化是改由腹腔镜完成[22-24]，并可获得相似的临床结局[25]。Vecchietti 术只需最短 9d 时间便可完成阴道成形。所需的特殊设备包括牵引装置、丙烯酸橄榄样扩张器、双极电刀等。这些设备可以购置（Marina Medical，Sunrise，FL），也可以自行配

置[26, 27]。整个过程简言之，就是将一个橄榄型的扩张器置于会阴部，通过固定在腹直肌上的牵拉线及腹部的牵引装置将其向腹腔牵拉。

1. 手术步骤

第 1 步：安置腹腔镜，放置探针

- 放置 3 个 5mm 腹腔镜穿刺器：脐部 1 个，左下腹/右下腹（脐下 10mm、正中旁开 10mm）各 1 个。
- 膀胱内置入 Foley 导尿管指示膀胱位置；同样也可在直肠内置入指示物。

第 2 步：放置橄榄样扩张器及牵引线

- 将橄榄样扩张器置于阴道前庭，连接牵引线。
- 为了减少腹腔脏器损伤风险，将直的韦氏针（Vecchietti 针）通过下腹部穿刺切口之一，置入腹膜下（腹膜外）。该操作时需要移除穿刺器，将穿刺针在腹膜下沿腹直肌侧方，向下穿行，直至插入直肠阴道间隙。为降低直肠或膀胱损伤风险，可在直肠插入 1 根手指以作指示，前方膀胱以导尿管作指示。
- 将橄榄样扩张器上的牵引线之一穿过韦氏针，然后拽回针和牵引线，使之在直肠膀胱间隙及腹膜下走行后，经 Trocar 口引出体外。
- 同法于下腹部另一穿刺切口置入韦氏针，拽回牵引线。

第 3 步：关腹，提拉牵引装置

- 用 2-0 可吸收线关腹。
- 将 2 根牵引线与放置在下腹部的牵引装置连接并固定。
- 每日提拉牵引装置（按厂家说明书指导），保持恒定的牵引力，使橄榄型扩张器以每日 1.5cm 的速度延长新造阴道。
- 当新造阴道达 7～8cm 时移除牵引线及牵引装置。

2. 术后护理

- 牵拉期间需置入 Foley 导尿管。患者常需住院 2～3d。
- 移除橄榄样牵引器后，患者需长期自行应用阴

道扩张器，并在医生的指导下不断增大型号。

■ 在移除橄榄样牵引器 20 天后可以开始同房。

3. 预后：效果与并发症

■ 多项评估腹腔镜 Vecchietti 术远期预后的研究总体报道的性生活满意度高达 94%（共 86 名患者），且并发症发生率较低 [24]。最常见的并发症是膀胱或直肠损伤。

（七）手术治疗：腹腔镜单叶腹膜代阴道成形术

该术式与 Davydov 术略有相似，但仅使用单叶腹膜（single peritoneal flap，SPF）。单叶腹膜取自膀胱上至脐部水平的腹膜，配合玻璃模具共同完成阴道成形。2015 年赵喜娃等 [28] 最早报道 83 例患者实施该术式。该术式较 Davydov 术或更易实施。

1. 手术步骤

第 1 步：腹腔镜下游离单叶腹膜

■ 常规建立腹腔镜通道。

■ 向膀胱顶部腹膜下注入 1 : 200 000 稀释的肾上腺素生理盐水，使膀胱与腹膜间形成水垫，而后用剪刀分离腹膜，解剖标志包括圆韧带、脐内侧襞及与子宫残角相连的纤维条索。

■ 游离腹膜约 10cm × 10cm 大小。单叶腹膜脐侧与壁腹膜相连。

第 2 步：新造阴道空间

■ 使用 10cm 长的穿刺针向会阴与腹腔之间的直肠膀胱间隙注射 1 : 200 000 稀释的肾上腺素生理盐水，然后于小阴唇间横行切开，钝锐分离直至游离腹膜，形成阴道空间。操作中应注意及时止血。

第 3 步：将单叶腹膜转移至新造阴道空间

■ 在腹腔镜监视下，用两把 Allis 钳将游离的腹膜片（脐侧仍与壁腹膜相连）转移至新造阴道空间。将腹膜包绕模具，3–0 可吸收线缝合，玻

璃模具（Beijing Jayyalife Biological Technology Co Ltd，China，MN 99200842）长 9cm、宽 3cm，状如锥体，顶端开口以便引流。阴道模具使用前应使用 0.5% 碘液消毒。

■ 被覆单叶腹膜的模具置入新造阴道空间，外侧端缝合于阴道外口。移除玻璃模具，置入长 9cm、宽 3cm、外覆安全套的软质液体石蜡纱布（非市场化生产；可用液体石蜡纱布包卷卫生棉条制备而成）。

第 4 步：阴道造顶

■ 腹腔镜下，使用 2–0 合成可吸收线在模具顶端作荷包缝合以关闭单叶腹膜。将腹膜远端切口缝合于两圆韧带之间，以防止阴道脱垂。

2. 术后护理

■ 保留 Foley 导尿管及阴道液体石蜡纱布 48h 而后移除。纱布改换成 9cm × 3cm 大小的玻璃模具。

■ 术后 3 个月持续应用阴道扩张模具，而后改为每天夜间应用。如患者有规律性生活，可降低模具使用频率。

■ 于模具外每日 2 次施用结合马雌激素软膏（0.625mg）以促进阴道上皮化。有性生活后可停用该治疗。

3. 预后：效果与并发症

■ 赵喜娃等的原创研究共纳入 83 名患者，中位随访时间为 46 个月。无术中并发症发生。术后并发症包括：8.4% 患者发生阴道外口狭窄（在医生指导下使用扩张模具后改善）；17% 患者发生阴道顶端肉芽组织形成（修剪后改善）；13% 在术后头 3 个月出现阴道分泌物过多（自行缓解）。

■ 在术后 6 个月时所有患者均成功建立了解剖结构。采用女性性功能指数量表（Female Sexual Function Index，FSFI）随访评估患者阴道功能满意度为 95.3%。

五、经验与教训

（一）Abbe – Wharton – McIndoe 术

○ 为避免臀部瘢痕形成，可以使用自体体外培养的阴道组织 [29] 或氧化纤维素材料来替代移植皮片 [30]。

○ 可用产科球囊消毒后作为阴道模具，以替代非商业化模具 [31]。

○ 阴道功能良好，长度充裕。

✗ 移植的上皮细胞具有下生殖道的致癌潜能。患者需要长期随访检查。

✗ 阴道内壁会有原组织特征表现，如毛发生长、湿疣等 [32]。

（二）Williams 外阴阴道成形术

○ 不进腹腔，操作相对简单。

✗ 不适用于尿道口增大的患者，否则性交会使尿道口进一步增大。

（三）Davydov 术

○ 无腹膜瓣坏死风险，腹膜组织可发生鳞状上皮化生，阴道黏膜走向自然，供体部位腹膜区无瘢痕形成。

✗ 风险包括瘘管形成、阴道干涩等，需长期阴道扩张、手术难度大。

✗ 新造阴道狭窄风险。在向外阴牵拉腹膜时用线不超过 4 根有助于预防该风险发生。

（四）乙状结肠代阴道成形术（Ruge 术）

○ 术后无须阴道扩张，阴道长度充裕，自然润滑，治疗后早期同房可能。

✗ 阴道分泌物增多、性交不适、阴道外口狭窄、阴道黏膜脱垂，患者例数较少。

（五）Vecchietti 术

○ 短时间治疗后便可同房。

✗ 需要特殊设备。

✗ 与其他术式相比，膀胱直肠损伤风险增大。

（六）单叶腹膜（SPF）代阴道成形术

○ 无腹膜炎发生，手术时间短，膀胱损伤风险低，无腹膜组织浪费，无腹膜瓣坏死。

✗ 术后并发症包括阴道外口狭窄（8.4%）、阴道顶端肉芽组织形成（17%）及术后短期内阴道分泌物过多（13%）[28]。

六、术后护理

每种术式的术后管理已于上文分述。此处列出适用于各种术式的术后长期管理要点。

■ 对于所有接受阴道重建的患者，均需向其进行针对预防性传播疾病（sexual transmitted infection，STI）的健康宣教。

■ 每年常规复诊时，需行阴道窥器检查，明确有无恶性病变（尤其是使用移植皮片或乙状结肠代阴道时）、结肠炎或溃疡形成（尤其是使用乙状结肠代阴道时）。

■ 尚无充分证据证明 HPV 疫苗接种的意义。不推荐常规行妇科细胞学检查 [5]。

七、预后

不同术式的结局不同，上文中已详述。不同术式各有利弊。与解剖结构相比，术后功能恢复更为重要。

八、并发症

术中并发症主要包括出血及邻近脏器损伤。术后及远期并发症主要包括瘘管形成、狭窄、瘢痕形成、移植失败等。若无规律性生活，应注意间断使用扩张模具。各种术式的具体并发症在上文中已有详述。

参 考 文 献

[1] Sorensen K. Estimated prevalence of mullerian anomalies. *Acta Obstet Gynecol Scan*. 1988;67:441–445.

[2] Fore SR, Hammond CB, Parker RT, et al. Urologic and genital anomalies in patients with congenital absence of the vagina. *Obstet Gynecol*. 1975;46:410–416.

[3] Griffin JE, Edwards C, Madden JD, et al. Congenital absence of the vagina. *Ann Intern Med*. 1976;85:224–236.

[4] McQuillan SK, Grover SR. Dilation and surgical management in vaginal agenesis: a systematic review. *Int Urogynecol J*. 2014;24:299–311.

[5] Committee on Adolescent Health Care. Committee opinion #562, 5/2013: mullerian agenesis: diagnosis, management, and treatment. *Obstet Gynecol*. 2013;121:1134–1137.

[6] Sanders RM, Nakajima ST. An unusual late presentation of an imperforate hymen. *Obstet Gynecol*. 1994;83:896–898.

[7] Weijenborg PT, Terkuile MM. The effect of a group programme on women with the Mayer-Rokitansky-Kuester-Hauser-Syndrome. *Br J Obstet Gynaecol*. 2000;107:365–368.

[8] Frank RT. The formation of an artificial vagina without operation. *Am J Obstet Gynecol*. 1938;35:1053–1055.

[9] Hayashida SA, Soares-Jr JM, Costa EM, et al. The clinical, structural, and biological features of neovaginas: a comparison of the Frank and the McIndoe techniques. *Eur J Obstet Gynecol Reprod Biol*. 2015;186: 12–16.

[10] Roberts CP, Haber MJ, Rock JA. Vaginal creation for muellerian agenesis. *Am J Obstet Gynecol*. 2001;185:1349–1352.

[11] Abbe R. New method of creating a vagina in a case of congenital absence. *Med Rec*. 1898;54:836–838.

[12] Counseller VS, Flor FS. Congenital absence of the vagina, further results of treatment and a new technique. *Surg Clin North Am*. 1957;37:1107–1118.

[13] Hojsgaard A, Villadsen I. McIndoe procedure for congenital vaginal agenesis: complications and results. *Br J Plast Surg*. 1995;48:97–102.

[14] Allessandrescu D, Peltecu GC, Buhimschi CS. Neocolpopoiesis with split-thickness skin graft as a surgical treatment of vaginal agenesis: retrospective review of 201 cases. *Am J Obstet Gynecol*. 1996;175:131–138.

[15] Williams EA. Congenital absence of the vagina, a simple operation for its relief. *J Obstet Gynaecol Br Comm*. 1964;71:511–512.

[16] Creatsas G, Deligeoroglou E, Christopoulus P. Creation of a neovagina after Creatsas modification of Williams vaginoplasty for the treatment of 200 patients with Mayer-Rokitansky-Kuster-Hauser syndrome. *Fert Stert*. 2010;94:1848–1852.

[17] Robert H. Traitement chirurgical par la voie abdominal des grandes aplasies vaginales. *Bull Fed Soc Gynecol Obstet Lang Fr*. 1955;7:71–87.

[18] Davydov NS, Zhvitiashvili OD. Formation of vagina (colpopoiesis) from peritoneum of the Douglas pouch. *Acta Chir Plast*. 1974;16:35–41.

[19] Willemsen WN, Kluivers KB. Long-term results of vaginal construction with the use of Frank dilation and a peritoneal graft (Davydov procedure) in patients with Mayer-Rokitansky-Kuester syndrome. *Fert Stert*. 2015;103:220–227.

[20] Communal P, Chevret-Measson M, Golfier R, et al. Sexuality after sigmoid colpopoieses in patients with Mayer-Rokitansky-Kuester-Hauser Syndrome. *Fertil Steril*. 2003;80:600–606.

[21] Vecchietti G. Neovagina nella syndrome di Rokitansky-Kuester-Hauser. *Attual Ostet Ginecol*. 1965;11:131–147.

[22] Gauwerky JF, Wallwiener D, Bastert G. An endoscopically assisted technique for reconstruction of a neovagina. *Arch Gynecol Obstet*. 1992;252:59–63.

[23] Harmanli OH, Grody MH. Laparoscopic Vecchietti procedure: improving on an indispensable method Novel variations on an essential technique may benefit surgeons and their patients. *Am J Obstet Gynecol*. 2008;199:713e1–e2.

[24] Borruto F, Camoglio FS, Zampieri N, et al. The laparoscopic Vecchietti technique for vaginal agenesis. *Int J Gynaecol Obstet*. 2007;98:15–19.

[25] Borruto F, Chasen ST, Chervenak FA, et al. The Vecchietti procedure for surgical treatment of vaginal agenesis: comparison of laparoscopy and laparotomy. *Int J Gynaecol Obstet*. 1999;64:153–158.

[26] Bruckner SY, Gegusch M, Zubke W, et al. Neovagina creation in vaginal agenesis: development of a new laparoscopic Becchietti-based procedure and optimized instruments in a prospective comparative interventional study in 101 patients. *Fertil Steril*. 2008;90:1940–1952.

[27] Oliveira MA, Kano AE, Melki LA, et al. A simple and effective traction device for laparoscopic formation of a neovagina using the vecchietti technique. *J Minim Invasive Gynecol*. 2008;15:611–614.

[28] Zhao XW, Ma JY, Wang YX, et al. Laparoscopic vaginoplasty using single peritoneal flap: ten years' experience for the creation of a neovagina in patients with Mayer-Rokitansky-Kuester-Hauser syndrome. *Fertil Steril*. 2015;104:241–247.

[29] Benedetti Panici P, Maffucci D, Ceccarelli S, et al. Autologous In Vitro Cultured Vaginal Tissue for Vaginoplasty in women with Mayer-Rokitansky-Kuester-Hauser Syndrome: Anatomic and Functional Results. *J Minim Invasive Gynecol*. 2015;22:205–211.

[30] Sauer-Ramirez R, Carranza-Lira S, Romo-Aguirre C, et al. Modification of the Abbe-Wharton-McIndoe technique using regenerated oxidized cellulose instead of a skin graft. *Ginecol Obstet Mex*. 1995;63:112–114.

[31] Rauktys A, Parikh P, Harmanli O. Obstetric balloon for treatment of foreshortened vagina using the McIndoe technique. *Obstet Gynecol*. 2015;125:153–156.

[32] Fedele L, Busacca M, Candiani M, et al. Laparoscopic creation of a neovagina in Mayer-Rokitansky-Kuester-Hauser syndrome by modification of Vecchietti's operation. *Am J Obstet Gynecol*. 1994;171:268–269.

宫 颈
Cervix

第2章

妇科手术技巧：生殖
内分泌学与不孕症

Operative Techniques in
Gynecologic Surgery:
Reproductive
Endocrinology
and Infertility

第一节　宫颈发育不全的评估和处理

Jonathan D. Kort　Steven J. co　Steven T. Nakajima　著

高　畅　张佳佳　译

一、总体原则

（一）定义

■ 宫颈发育不全，也称先天性宫颈闭锁，是一种宫颈缺如，但存在功能正常子宫的女性先天性疾病。其发病原因是米勒管的发育异常或融合失败，可仅有子宫发育不全，也可以合并阴道闭锁。临床常表现为原发性闭经及周期性或慢性盆腔痛。

（二）鉴别诊断

■ 米勒管发育不全综合征（Mayer-Rokitansky-Kuster-Hauser 综合征）。
■ 雄激素不敏感。
■ 处女膜闭锁。
■ 阴道横隔。
■ 性腺发育不全及导致卵巢功能不全的其他原因。
■ 单纯性促性腺激素缺乏症。

（三）非手术治疗

　　治疗目的是缓解疼痛，改善合并阴道发育不全患者的性生活，并在合适时机促进生育。在手术治疗前，通过激素抑制下丘脑－垂体－卵巢轴来阻止子宫内膜的周期性生长和脱落，减轻经血流出不畅导致的盆腔痛。基于炔诺酮的固醇类激素（醋酸炔诺酮 5mg/d）可以在外周转化为炔雌醇，有助于骨骼健康。在生育方面，有病例报道通过体外受精获得胚胎，经子宫肌层穿刺进入宫腔进行胚胎移植。然而，这一方法属于试验性质，通常建议代孕（译者注：目前国内尚不允许此种方式）[1]。对于同时合并阴道发育不全，并且有性生活需求的患者宜应用阴道扩张器治疗。

二、影像学与其他诊断方法

■ 盆腔的磁共振成像（MRI）能够帮助明确宫颈是否存在，同时鉴别米勒管发育不全或阴道横隔（图 2-1 和图 2-2）。
■ 染色体核型检查有助于区分雄激素不敏感综合征。
■ 卵巢储备评估（FSH、E_2、AMH）有助于鉴别闭经原因是否为原发性卵巢功能不全。
■ 如果 MRI 未对肾脏进行评估，建议通过腹部超声检查明确是否合并肾脏异常。

三、术前准备

■ 由于盆腔影像学的局限性，在选择子宫切除术或宫颈阴道重建术等合适的术式前，可能需要麻醉下的检查来评估阴道发育情况，并通过腹腔镜或开腹手术来评估盆腔，明确盆腔解剖结构[2]。这一步骤可以单独进行，也可以与手术治疗同时完成。

四、手术治疗

　　手术治疗的主要目的是减轻经血流出不畅引起的疼痛。要告知患者，对于宫颈发育不全，子宫切除术可能是最合适的根治性治疗方案，在术前对相应结局应做好心理准备。在尝试行宫颈阴道重建术的患者中，进行二次手术或行子宫切除术的比率较高[2, 3]。对于没有禁忌证的患者，可先予激素治疗抑制子宫内膜生长，并使用阴道扩张器治疗以减轻盆腔痛和性交障碍，直到患者能接受子宫切除术的可能性。

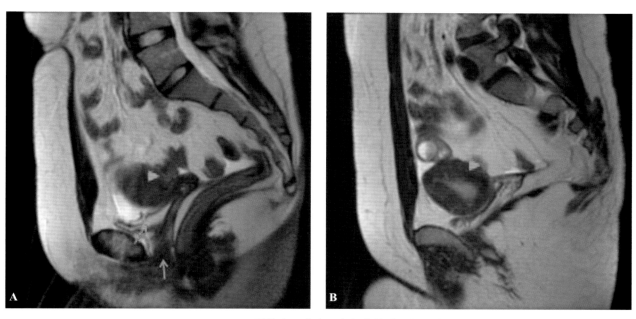

▲ 图 2-1　阴道宫颈发育不全矢状位磁共振图像

骨盆的 T_2W 矢状位成像显示了尿道（蓝箭）和膀胱（红箭），但未发现阴道和宫颈的影像，符合阴道及宫颈发育不全。可见孤立或不交通的左侧宫角（红箭头）

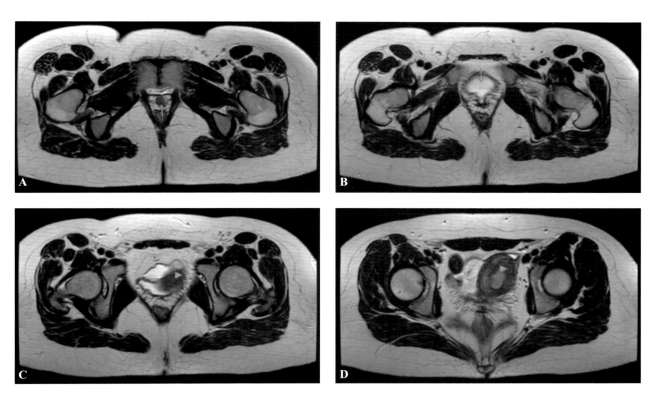

▲ 图 2-2　阴道宫颈发育不全轴位磁共振图像

骨盆的 T_2W 轴位成像显示了尿道（蓝箭）和膀胱（红箭），但未发现阴道和宫颈的影像，符合阴道及宫颈发育不全。可见孤立、不交通的左侧宫角（红箭头）

（一）体位

■ 患者取膀胱截石位，以便于同时评估阴道和腹部情况。如果可行阴道检查，放置阴道扩张器或海绵棒有助于在评估盆腔时明确阴道下段的位置。

五、操作步骤与技巧

（一）开腹或腹腔镜探查

■ 全身麻醉，患者取膀胱截石位，进腹。检查子宫以确认其发育正常，排除米勒管发育不全。探查是否存在膀胱反折，以便评估子宫下段和宫颈的解剖结构，区分完全性宫颈发育不全、宫颈发育不良以及宫颈管内梗阻。如果发育不良的宫颈基质直径＜ 2cm，应行子宫切除术；若直径＞ 2cm，可以考虑重建新的宫颈管[2]。

（二）阴道和会阴检查

■ 患者在全麻下取膀胱截石位，在腹腔内探头的引导下，分别从前间隙（膀胱及子宫之间）及后间隙（子宫及直肠之间）寻找阴道的位置。一些手术医生认为，如果存在阴道发育不全，可以采用 McIndoe 方法（断层皮片移植术）；当

（二）术式

■ 患者取膀胱截石位，经腹入路。根据术者对微创技术的熟悉程度，可以选择腹腔镜或开腹手术。

宫颈发育不全和阴道发育不全同时存在时，应用阴道扩张器治疗联合子宫切除术可以达到相似的疗效，并且围手术期并发症发生率低。

（三）子宫腔及宫颈管 – 子宫通道检查

■ 可以在宫底位置垂直切开子宫，用探针从子宫切口穿通宫颈基质或阻塞的宫颈管。如果确认有足够的宫颈基质，可以用导管替换探针并留置 6 个月。在这期间宫颈管壁可发生上皮化。间断缝合子宫和阴道，固定导管。也可以应用皮片移植或合成材料移植促进宫颈管的复通[2-4]。

（四）腹腔子宫内膜异位症检查

■ 由于经血流出受阻，许多患者会出现经血通过输卵管逆流入腹腔，导致子宫内膜异位症。在腹腔和盆腔检查时，应切除或汽化所发现的子宫内膜异位病灶来治疗痛经。

六、经验与教训

（一）经验

〇 存在阴道闭锁时，宫颈 – 阴道重建术的成功率低、并发症发生率高。因此，合并阴道闭锁的患者应考虑子宫切除术。

（二）教训

✕ 所有想要进行手术治疗的患者应充分知情行子宫切除术的可能性。许多接受宫颈 – 阴道重建术的患者，即使术后月经成功排出，仍可能需要再次手术并最终行子宫切除术。

七、术后护理

- 由于术后感染率相对较高，如果留置导管，建议口服抗生素预防感染。如进行子宫 – 阴道重建，术后需应用广谱抗生素 2 周[2, 5]。

八、预后

- 如果以获得周期性的月经作为衡量成功的标准，在不需要同时行阴道成形术的患者中，治疗成功率可达 70%；而对于伴随阴道发育不全的患者，成功率则降至 40% 左右[2, 3]。

- 另据病例报道，在初次成功完成宫颈 – 阴道重建术的患者中，50%～100% 的患者需要再次手术和行子宫切除术[2, 3]。

- 宫颈 – 阴道重建术后，成功妊娠的病例报告很少。成功怀孕的病例报告罕见。

九、并发症

- 再次梗阻和宫腔积血，以及再次手术及需要行子宫切除术的发生率高。即使是那些最初成功行宫颈 – 阴道重建术的患者，也存在上述风险[2]。

- 有病例报道术后出现盆腔炎性疾病、败血症，甚至导致死亡。在同时存在宫颈和阴道闭锁的患者中尤为突出[5]。

参 考 文 献

[1] Anntila L, Penttilä TA, Suikkari AM. Successful pregnancy after in-vitro fertilization and transmyometrial embryo transfer in a patient with congenital atresia of cervix. *Hum Reprod.* 1999;14(6):1647–1649.
[2] Rock JA, Roberts CP, Jones HW Jr. Congenital anomalies of the uterine cervix: lessons from 30 cases managed clinically by a common protocol. *Fertil Steril.* 2010;94(5):1858–1863.
[3] Fujimoto VY, Miller JH, Klein NA, et al. Congenital cervical

atresia: report of seven cases and review of the literature. *Am J Obstet Gynecol.* 1997;177(6):1419–1425.
[4] Deffarges JV, Haddad B, Musset R, et al. Utero-vaginal anastomosis in women with uterine cervix atresia: long-term follow-up and reproductive performance. A study of 18 cases. *Hum Reprod.* 2001;16(8):1722–1725.
[5] Casey AC, Laufer MR. Cervical agenesis: septic death after surgery. *Obstet Gynecol.* 1997;90(4 Pt 2):706–707.

第二节 腹腔镜下宫颈环扎术治疗宫颈功能不全

Travis W. McCoy 著

高 畅 张佳佳 译

一、总体原则

（一）定义

- 宫颈功能不全是指妊娠中期宫颈失去了保持宫内妊娠的能力[1]。由于其宫颈组织薄弱导致宫颈无痛性扩张，从而在妊娠中期造成活胎流产（胎儿通常不能存活）[2]。腹腔镜宫颈环扎术通常适用于既往经阴道环扎术失败，或存在宫颈手术史、宫颈损伤或先天性宫颈发育异常等宫颈解剖条件受限的患者。

（二）鉴别诊断

- 早产。
- 宫内感染。

（三）非手术治疗

卧床休息，减少活动量等非手术治疗尚未被证实有效，因此不鼓励应用[1]。

二、影像学检查与其他诊断方法

通过对宫颈进行检查，可以辨别是否存在宫颈损伤或宫颈手术史，从而确定患者是否适合行经阴道宫颈环扎术。患者的病史可提供最大量的信息，从而确定是否存在宫颈环扎的适应证；同时通过经阴道超声测量宫颈长度，以协助选择手术方式。

三、术前准备

术前行阴道超声评估，是否存在双子宫、单角子宫、双角子宫或子宫纵隔等其他导致早产的子宫形态异常。术前测量宫颈长度并记录。

四、手术治疗

■ 腹腔镜下经腹宫颈环扎术最好在孕前的非妊娠期进行。也可以在妊娠的前三个月内进行，但由于妊娠期子宫操作的局限性，可能会增加子宫血管损伤的风险，以及胎儿暴露于麻醉剂的风险。

■ 环扎采用 Mersilene 5mm 宽度的 12in 环扎带（Ethicon Inc.，Somerville，NJ），两头带 BP-1 针（钝角，65mm）（Product code RS21）。这种针是半圆形，使用前需用两个持针器将其掰直。两个持针器相互靠近，每次掰针的一小部分，一点一点将针掰直。除了远端1cm的部分，其余均需掰直，形成"滑雪板"的形状（图 2-3）。使用前将缝线浸泡在碘溶液中，以防止细菌滋生。

（一）体位

■ 与其他常规腹腔镜手术一样，患者取膀胱截石位。

■ 如果患者未妊娠，可以放置举宫器。举宫器能够变换子宫的屈度和位置，有利于手术操作。适宜的宫内举宫器包括 ClearView®（Clinical Innovations，Murray，UT）、HUMI®（Cooper Surgical，Trumbull，CT）、ZUMI ™（Cooper Surgical，Trumbull，CT）， 或 Kronner Manipujector®（Cooper Surgical，Trumbull，CT）（译者注：可进行宫内液体推注的举宫器）。

（二）方法

■ 经腹环扎术可以通过开腹手术进行，但与腹腔镜手术成功率相似[3, 4]，并且腹腔镜手术患者恢复更快，并发症发生率更低。

■ 腹腔镜手术也可以通过机器人辅助手术。腹腔镜宫颈环扎术通常需要在脐周做穿刺口用以放置摄像头，除此之外，还需要 2 个 5mm 的穿刺口。如果子宫活动度差或者出血过多，可能需要更多的穿刺口以利于操作。

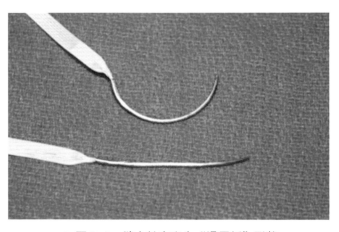

▲ 图 2-3　缝合针变直为"滑雪板"形状

五、操作步骤与技巧

腹腔镜下经腹宫颈环扎术过程

1. 打开膀胱腹膜反折

■ 用单极剪刀打开膀胱腹膜反折（技术图 2-1）。进入膀胱子宫间隙，充分分离膀胱与子宫下段，暴露宫颈和子宫 - 宫颈交界处（技术图 2-2）。

2. 钝性分离缝合部位

■ 宫颈内口位于宫颈和子宫体的交界处。这个部位通常是子宫动脉的末端处。垂直于宫颈、紧靠宫颈的两侧进行钝性分离，可以用马里兰钳或机械臂长尖钳进行分离。钝性分离将血管推向一边，为缝合创造一个间隙（技术图 2-3）。

■ 如果在妊娠期进行手术，充分分离出这个间隙，不用针，直接用环扎带穿过该通路，手术会更加安全。

3. 确定后方出针位置

■ 向前举起子宫，并对后方预期出针的位置进行定位。预期的出针点通常位于子宫骶韧带宫颈端外约 1cm 处，可以使用电凝进行标记定位（技术图 2-4）。

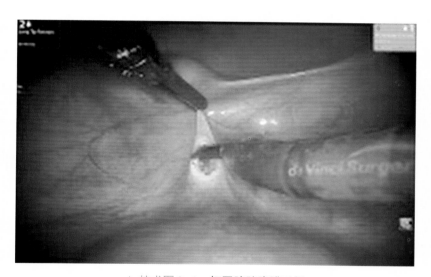

▲ 技术图 2-1 打开膀胱腹膜反折

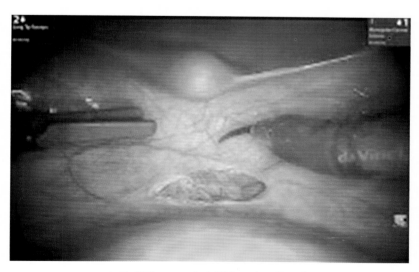

▲ 技术图 2-2 在宫颈内口水平暴露宫颈

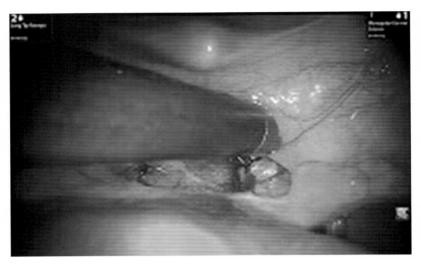

▲ 技术图 2-3 贴宫颈钝性分离，创建缝扎通道

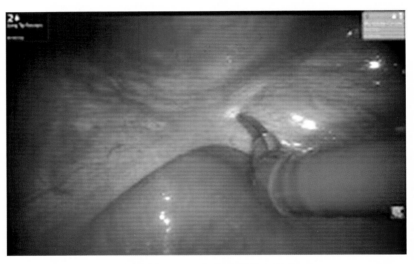

▲ 技术图 2-4 标记预期的出针点

4. 缝合位置

- 环扎带顺利穿过后，在子宫前方打结，并将线结留在子宫前方。若将线结留置在子宫后方可能导致输卵管粘连。通常缝针从前方穿向后方相对容易，但通过上述钝性分离的方法，两个方向都可以进针。

- 首先将针靠近宫颈，从前向后进针，针尖的弧度朝向子宫侧（技术图 2-5）。当针穿过致密的宫颈组织时，会遇到极大的阻力。将针放在适当的位置，稍举起子宫，看到后方的出针点，通过引导针向该位置出针（技术图 2-6）。如果之前的组织分离比较充分，针穿过的组织会很少。针穿过后，可以从穿刺口拉出 10～13cm 的缝线。

- 在缝扎对侧之前，需要调整环扎带，使其平整地贴合在宫颈后方。

- 随后针从后向前穿过另一侧（技术图 2-7）。从标记点开始进针，适当放低子宫，针成一定角度穿过先前钝性分离出的间隙（技术图 2-8）。如果穿过的组织较多，需要重新调整针的方向。

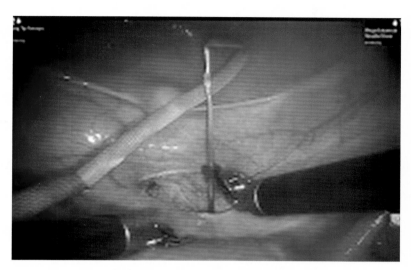

▲ 技术图 2-5 贴近宫颈将针穿过阔韧带

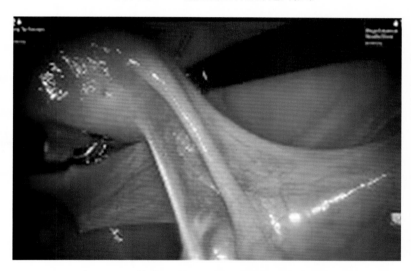

▲ 技术图 2-6 从预期位置出针

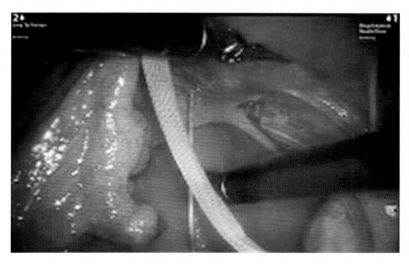

▲ 技术图 2-7 向前方进针

■ 如果不能将针从后方顺利穿至前方时，可以从阔韧带完全钝性分离出通道，用环扎带的另一根针，从前向后穿过，并在子宫后方打结。

5. 打结

■ 拉紧环扎带，使其平整的紧贴宫颈后方（技术图 2-9）。

■ 需注意打真方结，使环扎带的宽面平贴宫颈（技术图 2-10）。紧贴宫颈打结，这样将来行宫腔镜或刮宫术时宫颈能够轻度扩张。需要打4～5 个结。

6. 固定缝线 / 关闭腹膜

■ 用另外的细线如 4-0 可吸收缝线或丝线将环扎线的末端缝合在一起，以防止环扎带结松动（技术图 2-11）。然后用这根线将环扎带结向下拉，贴向宫颈（技术图 2-12）。

■ 用细的可吸收缝线关闭腹膜（技术图 2-13）。

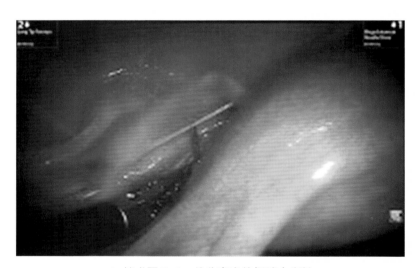

▲ 技术图 2-8　从分离出的间隙中出针

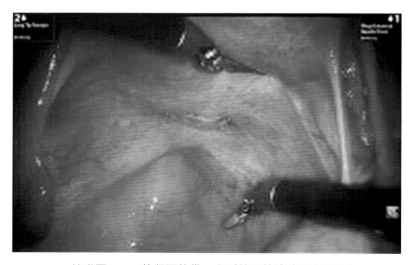

▲ 技术图 2-9　拉紧环扎带，直到其平整地贴于宫颈后方

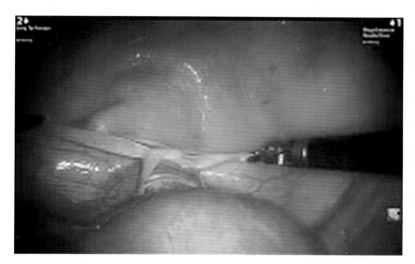

▲ 技术图 2-10 打真方结

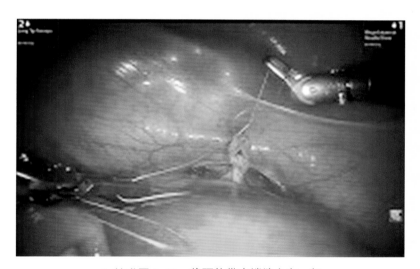

▲ 技术图 2-11 将环扎带末端缝合在一起

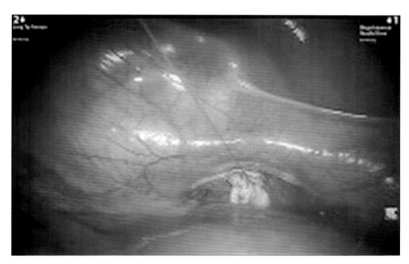

▲ 技术图 2-12 沿宫颈下拉绳结

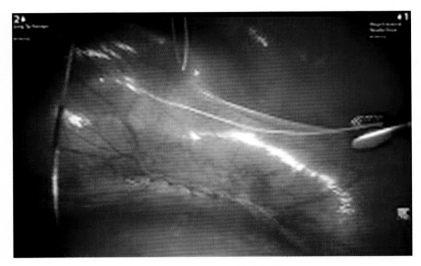

▲ 技术图 2-13　缝合腹膜

六、经验与教训

○ 应使用 Mersilene 的 5mm 宽度的环扎带进行缝扎，两端带 BP-1 缝针。使用前用持针器将针掰直成为"滑雪板"形状（图 2-3）。

○ 在宫颈内口水平，即宫颈和宫体的交界处，对宫旁组织进行钝性分离，形成一个供缝针穿过的通道。分离部位应位于子宫动脉的末端、子宫动脉宫颈分支的内侧，紧邻宫颈。

○ 缝针应垂直于宫颈穿过，使缝扎点在宫颈前方和后方处于相同的位置。

○ 妊娠前进行环扎优于妊娠后环扎。

○ 应环绕并紧贴宫颈进行环扎打结。目的是加强宫颈功能，而不是紧紧的封闭宫颈。

七、术后护理

■ 术后可以立即尝试妊娠。

八、预后

行腹腔镜下经腹宫颈环扎术后，胎儿存活率为 76%～100%[5]。

九、并发症

■ 子宫血管的损伤是缝扎的风险之一。小的出血往往在缝合打结后即停止。如果持续出血，必须打开阔韧带游离血管，用电凝、缝合，或钳夹等方法止血。

■ 分娩后，如果环扎带仍然完好并处于适当位置，可保留在原位置。建议在完成生育后去除环扎带。据报道，长期留置环扎带存在阴道侵蚀的风险[6]。

参 考 文 献

[1] American College of Obstetricians and Gynecologists. Cerclage for the management of cervical insufficiency. *ACOG Practice Bulletin*, 142. 2014.

[2] *Merck Manual*. https://www.merckmanuals.com/professional/gynecology-and-obstetrics/abnormalities-of-pregnancy/cervical-insufficiency. Accessed on September 15, 2016.

[3] Ades A, Dobromilsky KC, Cheung KT, et al. Transabdominal cervical cerclage: laparoscopy versus laparotomy. *J Minim Invasive Gynecol*. 2015;22(6):968–973.

[4] Tulandi T, Alghanaim N, Hakeem G, et al. Pre and post-conceptional abdominal cerclage by laparoscopy or laparotomy. *J Minim Invasive Gynecol*. 2014;21(6):987–993.

[5] Tusheva OA, Cohen SL, McElrath TF, et al. Laparoscopic placement of cervical cerclage. *Rev Obstet Gynecol*. 2012;5(3–4):e158–e165.

[6] Hawkins E, Nimaroff M. Vaginal erosion of an abdominal cerclage 7 years after laparoscopic placement. *Obstet Gynecol*. 2014;123(2 Pt 2 Suppl 2):420–423.

第3章

子　宫
Uterine

妇科手术技巧：生殖
内分泌学与不孕症

Operative Techniques in
Gynecologic Surgery:
Reproductive
Endocrinology
and Infertility

第一节　Asherman 综合征的治疗

John Preston Parry　Mazin I. Abdullah　Maher A. Abdallah　Steven T. Nakajima　著

吕笑冬　张佳佳　译

一、总体原则

（一）定义

■ 宫腔粘连，通常也被称为 Asherman 综合征，指宫腔完全或部分粘连封闭的一种疾病。早在 1894 年就已有描述[1]，但直到 1948 年约瑟夫·阿舍曼发表的论文《外伤性闭经（闭锁）》[Amenorrhoea traumatica（atretica）][2] 通过汇总 29 例病例的方式详细介绍了这一疾病，才引起了医学界对该疾病的关注。虽然在这篇论文中，作者的关注点主要在于宫颈粘连导致的宫腔积血；但随后 1950 年他在发表的论文中[3] 提到了"宫腔的局部封闭"这一概念，也就是我们现在常见到的宫腔粘连。

（二）病因

■ 手术导致的子宫内膜基底层损伤是 Asherman 综合征的主要病因。虽然子宫内膜炎也可能导致该病，但如果没有手术损伤，子宫内膜功能层会随月经周期性脱落，其感染很少会延伸到基底部。

■ 在医疗条件有限的地区，结核病和血吸虫病等与手术无关的感染也可导致宫腔粘连；在医疗条件较完善的地区，妊娠相关的刮宫手术是宫腔粘连的主要病因，并且所占比例高达 90% 以上[4]。

■ 文献报道宫腔手术后 Asherman 综合征的发病率高低不一。其中一组研究发现，子宫成形术后 Asherman 综合征发病率为 0%[5]；而另在一组研究中，这一发病率为 37.5%[6]。由于 Asherman 综合征与手术操作相关，应着重关注下面的一些主要原则：

➤ 子宫内膜创伤的宽度和深度越大，发生宫腔粘连的可能性越大。

➤ 特别是在宫腔镜黏膜下肌瘤切除术中，切除位置相对贴近的黏膜下肌瘤比切除单个黏膜下肌瘤更易发生宫腔粘连，因为后者不会同时损伤同一部位两侧的内膜。

➤ 手术时存在炎症会促进粘连，如感染性流产的清宫术。

➤ 术后子宫内膜增殖受阻可增加粘连的发生，比如产后哺乳期闭经。

（三）症状

■ 月经紊乱是最常见的主诉，粘连程度与症状不一定相关[7]。

■ 宫腔积血时更容易发生痛经。如果经血流出完全受阻，可能会发生周期性盆腔疼痛伴闭经。

■ 尽管可能存在诊断偏倚，但高达一半的 Asherman 综合征患者会出现生育力降低和复发性流产[8,9]。

二、影像学检查与其他诊断方法

■ 超声检查会有多种发现，包括子宫内膜变薄伴有强回声粘连区域。也可以在雌激素治疗后，由于粘连处的子宫内膜狭窄，而其他部位内膜变厚，可探及子宫内膜厚度不对称。在生理盐水灌注超声造影中，可以尝试应用导管机械性分离进行松解粘连[10]。在超声引导下进行的压力灌注又被称为"PLUG"[11]。三维超声成像优于盐水灌注超声造影，尤其在子宫下段粘连闭锁的患者中，盐水灌注所需的球囊难以置入，三维超声成像的优势更为明显。宫腔镜检查仍然是诊断 Asherman 综合征的金标准。通过宫腔镜检查能够多发现 1/3 以上的病例，甚至包括三维超声检查未提示的更多发现[12]。此外，门诊宫腔软镜具有明显的优势，包括直观反映术中所见，以及进一步对膜状粘连进行松解。

- Asherman 综合征有多种分类体系。目前最常用的是 March 提出的分类标准[13]，这一标准简单地将粘连分为轻度、中度或重度。分类标准如下：当宫腔粘连面积小于 1/4 时为轻度；粘连面积为 1/4～3/4，且没有宫壁粘连时为中度；粘连面积大于 3/4，或出现宫壁粘连、粘连带肥厚时为重度。

- 由于目前采用的宫腔粘连分类标准不统一，使得文献结果之间没有可比性。

三、术前准备

- 患者预期是术前管理最重要的方面之一。虽然轻度粘连的患者可以通过单次手术获得良好的治疗效果；但重度粘连的患者中，只有一半左右能够通过一次手术解决粘连问题，有时甚至需要多达 4 次手术[14, 15]。即使宫腔形态恢复，也不能保证基底层内膜会再生，对于术前闭经患者，活产率可能只有 27%[14]。同样，术前子宫内膜菲薄的患者术后结局往往较差[16]。通过影像学检查，尤其是门诊宫腔镜检查了解粘连严重程度对术前知情非常重要。

- 术前使用雌激素能够促进子宫内膜增殖，可为手术提供"安全窗"。经典方案为术前 4～8 周开始，每天口服雌二醇 4～6mg。

- 值得注意的是，当子宫内膜炎（包括生殖器结核）导致宫腔粘连时，会延伸至宫角区域，导致内膜缺损的面积更广，因此需要降低手术预期。此外，宫腔操作引起的 Asherman 综合征多发生在子宫内膜的中线位置。

四、手术治疗

- 对于保护生育力的 Asherman 综合征患者通常需要实施粘连分离术；而对于没有生育愿望的患者（如子宫内膜消融术后出现粘连），在其因疼痛等原因需要进行宫腔镜粘连分离治疗时，通过平衡风险与获益后通常更倾向于子宫切除术。虽然有些医生的宫腔镜技术高超，可以在门诊进行宫腔粘连分离手术。但是由于重度 Asherman 综合征术中子宫穿孔的风险高，更加推荐在手术室中、超声引导下操作。

- 美国妇产科医师学会（the American Congress of Obstetricians and Gynecologists，ACOG）不推荐对宫腔粘连术进行术前预防性使用抗生素[17]。

（一）体位

- 进行宫腔镜下宫腔粘连分离术时，通常选择膀胱截石位。无论是使用悬挂式还是 Allen 腿架，都需要考虑宫腔镜或超声监视器的位置。是否需要超声监测，取决于手术难易程度。充盈的膀胱不仅有利于经腹超声的监测，还可以使前屈子宫位置变平，减少损伤子宫后壁的风险。

（二）宫颈扩张

- 如果准备使用较大直径的宫腔镜，术前宜使用海藻棒扩张宫颈。

- 也有不少米索前列醇使用方案，口服或阴道给药，药物剂量为 200～800μg[18]。

- 宫颈内注射血管升压素也可降低宫颈扩张难度，减少出血[18]。

五、操作步骤与技巧

（一）术中超声监测

- 宫腔中部的轻度粘连边界清晰，通常可以在没有超声监测的情况下进行手术；但对于宫腔形态消失的患者，超声监测尤为重要。经腹超声最为常用。在肥胖患者中，经直肠超声更具优势。此外，体内超声和荧光透视也可用于术中监测，但比较少见。

（二）粘连分离

- 选择剪刀还是能量器械在妇科医生中仍存在争议（技术图 3-1）。能量器械具有造成子宫穿孔和影响子宫内膜再生等潜在的风险。虽然需要更多的研究证实，但对于以子宫内膜修复为目标的手术来说，使用能量器械不是最理想的方法 [19]。

- 尽管使用剪刀具有理论上的优势，但使用能量器械的支持者们指出，文献并未证明哪一种器械具有更明显的优势。因而，使用能量器械进行手术能够避免钝剪刀无法完成手术的问题。此外，也有一些应用能量器械成功分离完全封闭宫腔的病例，在这些病例中，电刀能够从子宫峡部一直分离扩大宫腔至宫底 [15, 20]。宫腔镜下粘连分离手术的应用越来越多，特别对于较

厚的粘连，切除粘连的瘢痕组织会优于仅仅切断粘连带。

- Joseph Asherman 最初描述了通过子宫切开术治疗宫腔粘连，术中他用手指清除粘连 [3]。如今，已很少需要子宫切开，原则上术前不应该计划该术式，除非已进行了 3、4 次宫腔镜手术才需考虑该术式 [21]。如果粘连过重，不能进行子宫切开术，从而无法实施满意的粘连分离术，则需要建议转诊给宫腔镜手术技能更高的专科医生。

- 对于重度粘连，Pratt 扩张器可以在超声或腹腔镜引导下向两侧宫角推进，可有效显示出"中隔"样的粘连带，以便后续分离粘连。我们尽量避免使用这种方法，因为该方法会增加假通道和穿孔的风险。可以术前在诊室超声引导下用 2.5mm 宫腔纤维软镜进行预分离，随后进行雌激素治疗。这一方法的风险更低。

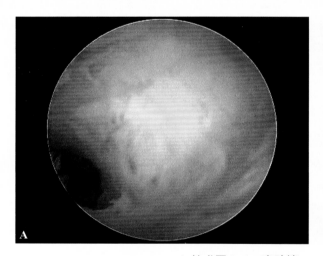 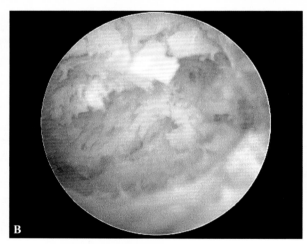

▲ 技术图 3-1　宫腔镜 Asherman 综合征粘连分离手术

A. 因胎盘残留行清宫术后形成的重度 Asherman 综合征的宫腔镜下所见；B. 宫腔粘连分离后的宫腔镜下的宫腔形态

六、术后护理

预防粘连复发

- 宫腔粘连越广泛，术后复发的可能性越大。一项研究显示轻度粘连患者术后无粘连复发，但

16.7% 的中度粘连和 41.9% 的重度粘连患者术后均再次出现粘连 [22]。

- 目前有许多预防术后再次发生粘连的措施，包括术后雌激素治疗，置入球囊和宫内节育器等宫腔内物理屏障，宫腔镜二探去除膜样粘连，

以及在宫内注入聚环氧乙烷—羧甲基纤维素钠凝胶、透明质酸，甚至人类羊膜组织等。但这些干预措施中很少进行过随机对照试验。只有一项研究显示术后再次粘连率非常高（并对外部干预有效性提出质疑）；而其他大多数研究未显示出差异。我们期待更好的数据用以阐释患者和各种操作方法的异质性。下面列出的是花费低、风险低，且从生物学方面看似合理的方法。

➤ 雌激素治疗可以促进子宫内膜增殖，但子宫内膜难以在瘢痕和无血管的部位生长。

➤ 宫腔镜术后即刻放置宫腔内球囊可保持两侧子宫壁分离，但不应过度充盈或留置 3 天以上，以免压迫导致子宫内膜坏死。虽然三角形气囊

可以更好地分离宫角部位，但是宫角区域的粘连较少，并且对于许多人而言，三角形球囊放置和取出更加困难。留置球囊期间常使用多西环素 100mg，每日 2 次预防感染。

➤ 应用宫腔软镜进行二探，分离粘连以免长期粘连[23]。

➤ 虽然宫内节育器应用广泛，但一项随机对照试验显示，与术后无治疗的对照组相比，含铜宫内节育器可能导致更高的术后粘连发生率，这与铜导致炎症反应的特性相一致[6]。过去也常使用 Lippes 环。美国妇产科医师协会 ACOG 不建议在宫内节育器放置期间使用抗生素。

七、经验与教训

（一）术前准备

◯ 门诊宫腔软镜联合超声检查有助于了解病情、充分知情同意，并制订更切合实际的治疗目标。

◯ 术前应考虑使用雌激素治疗，特别是重度粘连患者更应考虑使用雌激素。

（二）手术技巧

◯ 术中超声监测可降低重度粘连患者子宫穿孔的风险。

◯ 对于病态肥胖患者，可优先考虑经直肠超声而非经腹超声检查。

（三）预防复发

◯ 没有更好的证据时，可选择花费少、风险低的方法：如术后即刻使用球囊、雌激素以及宫腔软镜二次探查分离粘连等。

✘ 目前的文献差异性过大，无法基于证据提出有说服力的建议。

八、预后

■ 虽然手术技巧很重要，但预后在很大程度上取决于疾病的严重程度。重度粘连常需要多次手术，即使具有适当的宫腔容积，但内膜再生可能不足以妊娠或难以维持妊娠。患者预后是否取得"良好的结局"还取决于文献中如何定义。

■ 术前提示薄型子宫内膜者，既往损伤已达基底层，其子宫内膜很难再生。一个关于重度粘连的队列研究中，1/3 的患者获得活产，但这些活产中有 22% 并发了胎盘植入[15]。

九、并发症

■ 术中并发症常与子宫穿孔有关。虽然在许多情

况下，二次手术被视为并发症，但重度宫腔粘连时，二次手术是在权衡安全性和疗效的前提下的必要选择。

■ 与妊娠有关的术后并发症包括子宫破裂（与手术穿孔或术后肌层变薄有关）、中期妊娠丢失和胎盘异常（导致出血）。有生育愿望的女性，术前咨询应该包括随后妊娠的可能性，以及潜在的不良产科结局。

参考文献

[1] Fritsch H. Ein fall von volligem schwaund der gebormutterhohle nach auskratzung. *Zentralbl Gynaekol.* 1894;18:1337–1342.

[2] Asherman JG. Amenorrhoea traumatica (atretica). *J Obstet Gynaecol Br Emp.* 1948;55:22–30.

[3] Asherman JG. Traumatic intra-uterine adhesions. *J Obstet Gynaecol Br Emp.* 1950;57:892–896.

[4] Schenker JG, Maralioth EJ. Intra-uterine adhesions: an updated appraisal. *Fertil Steril.* 1982;37:593–610.

[5] Tonguc EA, Var T, Yilmaz N, et al. Intrauterine device or estrogen treatment after hysteroscopic uterine septum resection. *Int J of Gynecol and Obstetr.* 2010;109:226–229.

[6] Acunzo G, Guida M, Pellicano M, et al. Effectiveness of auto-crosslinked hyaluronic acid gel in the prevention of intrauterine adhesions after hysteroscopic adhesiolysis: a prospective, randomized, controlled study. *Hum Reprod.* 2003;18:1918–1921.

[7] March CM. Intrauterine adhesions. *Obstet Gynecol Clin N Am.* 1995;22:491–505.

[8] Schenker JG. Etiology of a therapeutic approach to synechia uteri. *Eur J Obstet Gynecol Reprod Biol.* 1996;65:109–113.

[9] Practice Committee of the American Society for Reproductive Medicine. Evaluation and treatment of recurrent pregnancy loss: a committee opinion. *Fertil Steril.* 2012;98(5):1103–1111.

[10] Lindheim SR, Adsuar N, Kushner DM, et al. Sonohysterography: a valuable tool in evaluating the female pelvis. *Obstet Gynecol Survey.* 2003;58(11):770–784.

[11] Coccia ME, Becattini C, Bracco GI, et al. Pressure lavage under ultrasound guidance: a new approach for outpatient treatment of intrauterine adhesions. *Fertil Steril.* 2001;75(3):601–606.

[12] Makris N, Kalmantis K, Skartados N, et al. Three-dimensional hysterosonography versus hysteroscopy for the detection of intracavitary uterine abnormalities. *Int J Gynecol Obstet.* 2007;97:6–9.

[13] March CM, Israel R, March AD. Hysteroscopic management of intrauterine adhesions. *Am J Obstet Gynecol.* 1978;130:653–657.

[14] Fernandez H, Peyrelevade S, Legendre G, et al. Total adhesions treated by hysteroscopy: must we stop at two procedures? *Fertil Steril.* 2012;98(4):980–985.

[15] Capella-Allouc S, Morsad F, Rongieres-Bertrand C, et al. Hysteroscopic treatment of severe Asherman's syndrome and subsequent fertility. *Hum Reprod.* 1999;14(5):1230–1233.

[16] Schlaff WD, Hurst BS. Preoperative sonographic measurement of endometrial pattern predicts outcome of surgical repair in patients with severe Asherman's syndrome. *Fertil Steril.* 1995;63:410–413.

[17] ACOG Committee on Practice Bulletins–Gynecology. ACOG practice bulletin No. 104: antibiotic prophylaxis for gynecologic procedures. *Obstet Gynecol.* 2009;113(5):1180–1189.

[18] Shwayder JM, Brown William W. Hysteroscopic complications: Prevention, recognition and treatment. *Postgrad Obstet Gynecol.* 2006;26(10):1–8.

[19] March CM, Miller C. Hysteroscopic lysis of intrauterine adhesions. *Obs Gynecol News.* 2006;41:36–37.

[20] Protopapas A, Shushan A, Magos A. Myometrial scoring: a new technique for the management of severe Asherman's syndrome. *Fertil Steril.* 1998;69(5):860–864.

[21] Roge P, D'Ercole C, Cravello L, et al. Hysteroscopic management of uterine synechiae: a series of 102 observations. *Eur J Obstet Gynecol Reprod Biol.* 1996;65:189–193.

[22] Yu D, Tin-Chiu L, Xia E, et al. Factors affecting reproductive outcome of hysteroscopic adhesiolysis for Asherman's syndrome. *Fertil Steril.* 2008;89(3):715–722.

[23] Robinson JK, Colimon LM, Isaacson KB. Postoperative adhesiolysis therapy for intrauterine adhesions (Asherman's syndrome). *Fertil Steril.* 2008;90(2):409–414

第二节　剖宫产瘢痕修复

Peter S. Uzelac，Steven T. Nakajima　著

吕笑冬　张佳佳　译

一、总体原则

（一）定义

■ 剖宫产瘢痕缺损的特征是子宫前壁剖宫产切口

部位的不完全愈合。经典的影像学表现是残余子宫肌层变薄和子宫下段的帐篷状凹陷，顶端突向浆膜。文献中有一系列用于描述缺损的名称，包括子宫峡部瘢痕、壁龛、憩室，和

剖宫产术后瘢痕缺损（postcesarean scar defect，PCSD）等（图3-1A）。

■ 与剖宫产瘢痕缺损相关的症状包括异常子宫出血，盆腔痛和生育力下降（与缺损部位持续的液体或血液积聚有关，类似于输卵管积水的影响）[1]。

■ 较薄的子宫前壁也会增加后续妊娠期产科并发症发生的风险，包括瘢痕破裂、胎盘植入和剖宫产瘢痕部位妊娠[2]。

■ 虽然没有明确的诊断标准，但一些学者建议，如果残留的子宫肌层厚度小于3.5mm，或者存在肌层厚度为50%以上的缺损时，则需要进行修复[3]。

（二）危险因素

■ 目前学者们提出了一些剖宫产瘢痕缺损发生相关的危险因素，包括可改善的和难以避免的因素[4]。可改善的因素包括剖宫产术中切口位置的选择、缝合技术（单层或双层、是否锁边缝合、缝合材料），以及避免术后粘连形成相关的

因素（如腹膜未闭合、止血不充分、组织损伤）等。不可避免的危险因素包括固有组织的愈合不良和剖宫产次数的增加[5]。除此之外，子宫后屈也可能与之有关。

（三）鉴别诊断

■ 剖宫产瘢痕缺损通常是有症状的，可表现为异常子宫出血（月经淋漓不尽或白带带血）、痛经、性交困难或腹痛。

■ 疑似憩室时，要注意不应与宫颈Nabothian腺囊肿（子宫颈中的环形无回声区域）混淆，使用彩色多普勒血流也可以轻松区分血管畸形与憩室（图3-2）。

二、影像学检查与其他诊断方法

■ 剖宫产瘢痕缺损可能由B超检查偶然发现、诊断，也可通过注入生理盐水的子宫超声造影诊断。超声检查时输注生理盐水，可造成气泡能进入瘢痕部位，产生超声强回声影而掩盖缺损，

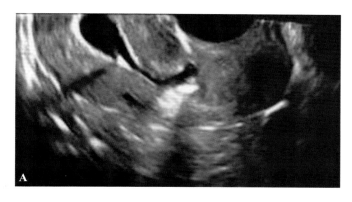
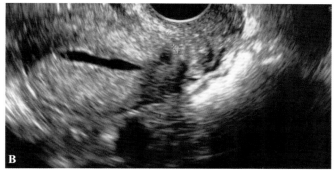

▲ 图3-1 剖宫产术后瘢痕缺损（PCSD）修复前后超声影像对比

A. 修复前PCSD肌层厚度1.5～2.5mm；B. 修复后PCSD最薄处厚5.5mm

极易出现混淆（图 3-3）。

- 应用宫腔镜检查也可以观察到憩室，其特征是子宫前壁至宫颈内口的凹陷。

三、术前准备

- 修复剖宫产瘢痕缺损前应考虑患者未来的生育要求。已经有报道使用电切和（或）滚球等能量器械成功改善不规则出血的症状[6]。然而，许多医生考虑到患者将来可能妊娠，常采用加强加厚子宫前壁的技术。虽然缺乏长期和随机对照数据，但目前普遍认为残留的子宫前壁越厚，后续发生产科不良事件的可能

就越小。术前量化前壁憩室部位残余肌层厚度（以 mm 为单位）可以帮助术后评估手术效果。

四、手术治疗

- 剖宫产的瘢痕缺损可以通过经阴道或经腹（腹腔镜、机器人或开腹）的手术加以修补。小切口开腹手术方法（通过耻骨联合上方入路）的一个优点是易于识别缺损程度和评估修复的完整性。腹腔镜（有或没有机器人辅助）或宫腔镜手术的优点是微创，手术恢复时间更短。

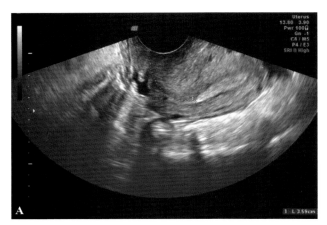 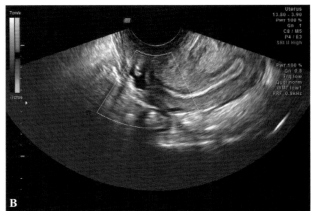

▲ 图 3-2　彩色多普勒超声鉴别憩室

A. 后屈子宫瘢痕缺损位于前壁。宫颈管用黄色虚线描绘；B. 同一的缺损区域通过彩色多普勒显像确认无回声区域不是血管来源

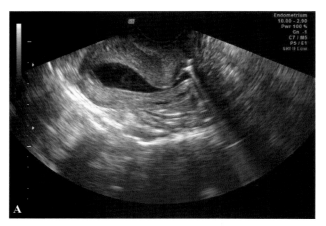 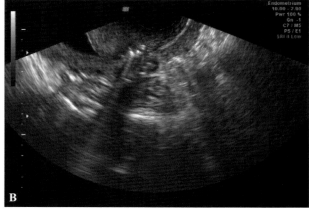

▲ 图 3-3　生理盐水子宫超声造影检查子宫瘢痕缺损

A. 超声造影检查中的瘢痕缺损；B. 气泡遮挡了图 A 中的缺损

■ 剖宫产瘢痕缺损手术修复的预期是减少异常子宫出血,改善盆腔疼痛,促进生育,并降低随后妊娠的产科风险。术中需识别瘢痕缺损,描述缺损范围,分离,重新将缺损区上下缘对合。修复术后,检查该区域的完整性。

体位

■ 与其他腹腔镜妇科手术一样,采取膀胱截石位。在宫腔内子宫下段水平放置器械并注射染料 [Kronner Manipujector® (Cooper Surgical, Trumbull, CT)] 有助于经腹识别缺损位置,修复后可检测水密封性。

五、操作步骤与技巧

(一)开腹手术

1. 开腹手术切口

■ 第一步是从前次 Pfannenstiel 切口(耻骨联合上方横弧形切口)再次进腹。根据患者体型和子宫缺损的程度,考虑是否可以选择小切口。术前应该了解子宫是否后倾。应特别注意术中轻柔操作,尽量减少对组织的创伤。应避免钝性分离。手术区域血供丰富,需及时止血,但不应过度使用电凝。术中须分解粘连。尤其对有多次剖宫产史的患者,需注意解剖位置可能已发生改变。重要的是确认手术位于正确的缺损区平面,确保切缘一致。

2. 下推膀胱

■ 建议下推膀胱以避免术中损伤膀胱。

3. 确定瘢痕位置

■ 经腹入路,瘢痕憩室的确切位置可能不明显。宫腔内注射染料可以定位。还可以使用钝头探针定位瘢痕缺损位置(技术图 3-2)。

4. 切开、暴露缺损

■ 一旦确定缺损区域,更倾向于锐性切开,切缘最整齐,利于重新对合。

5. 瘢痕的重新缝合

■ 使用 2-0 和 3-0 Vicryl® 缝合线(Ethicon, Inc., Somerville, NJ)(技术图 3-3)进行连续双层、

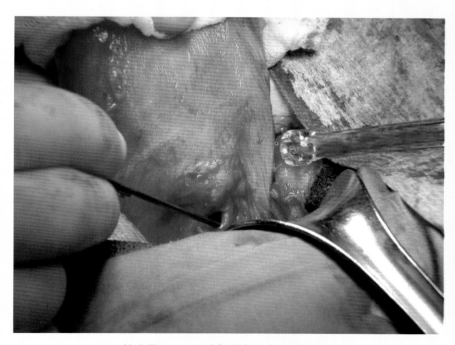

▲ 技术图 3-2 钝头探针帮助定位瘢痕裂开处

非锁边缝合。应该注意仔细对合子宫内膜切缘。

6. 复位膀胱

■ 下推的膀胱应当重新复位，但不要上提到子宫下段。

（二）腹腔镜和（或）宫腔镜

1. 两种手术方式的选择

■ 选择腹腔镜或宫腔镜手术主要取决于患者未来是否生育。如果没有生育愿望，盆腔痛或痛经的症状是由于瘢痕缺损区纤维带粘连使经血滞留所致，只需要宫腔镜切除纤维组织就可以去除这些症状。如果患者未来需要生育，应当选择腹腔镜切开缺损并再次对合切缘。在腹腔镜手术同时可以使用宫腔镜来协助判断缺损程度。

■ 2003 年 Nezhat 等首次描述了腹腔镜下子宫腹膜瘘的修复 [7]。最近该团队对该主题进行的综述中强调了由于剖宫产术例数的增加导致这种缺损的发生率增加 [8]。

2. 下推膀胱

■ 下推膀胱，使膀胱与子宫下段分离，避免手术损伤膀胱。

3. 定位缺损区

■ 宫腔镜透光可以定位缺损憩室。透过变薄的子宫肌层可以看到宫腔镜光源。使用扩宫棒也可以确定缺损的范围。

4. 切开、暴露憩室

■ 一旦缺损区定位，缺损区及周围锐性切开，使切缘最齐整，利于重新对合。

5. 再次缝合瘢痕

■ 使用 2-0 和 3-0 Vicryl® 缝合线（Ethicon，Inc.，Somerville，NJ）进行连续双层、非锁边缝合。应该注意仔细对合子宫内膜边缘。

6. 复位膀胱

■ 下推的膀胱应当重新复位，但不要上提到子宫下段。

7. 宫腔镜监测修复效果

■ 如果使用宫腔镜来定位缺损区，也可以应用宫腔镜监测修复效果。修复部位无液体渗漏可明确切口对合适当。

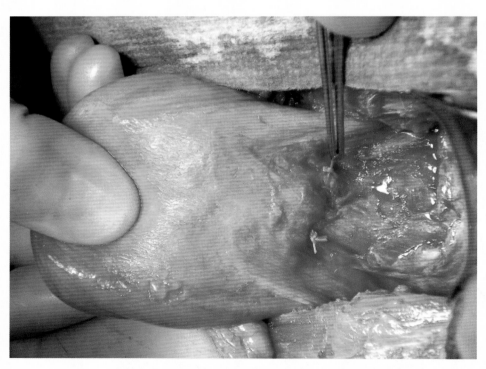

▲ 技术图 3-3　剖宫产瘢痕重新缝合后线结的位置

六、经验与教训

（一）术中决策

✖ 缺损的定位会比较困难。

（二）手术技巧

◯ 避免钝性分离，减少使用电凝避免术后粘连形成。

◯ 使用延迟可吸收缝线，连续双层、非锁边连续缝合缺损切缘。

（三）妊娠前的术后管理

◯ 术后生理盐水灌注子宫超声造影以确认修复成功。

（四）确认妊娠后

✖ 一旦明确妊娠，需高度警惕剖宫产瘢痕部位妊娠或胎盘异常。

七、术后护理

■ 我们建议患者修复术后避孕 3 个月。进行术后生理盐水灌注子宫超声造影以评估修复的完整性。

■ 一旦妊娠，建议放宽使用超声检查以排除剖宫产瘢痕部位妊娠和（或）胎盘异常。

八、预后

■ 修复瘢痕缺损可以改善疼痛和出血症状，恢复生育力。

■ 缺乏数据。

■ 仅有小型队列研究报道[9]。

九、并发症

■ 残余缺损。

■ 宫腔粘连。

■ 剖宫产瘢痕缺损修复术后进行生理盐水灌注子宫超声造影，评估残余缺损和（或）宫腔粘连。

参考文献

[1] Schepker N, Garcia-Rocha G-J, von Versen-Hoynck F, et al. Clinical diagnosis and therapy of uterine scar defects after caesarean section in non-pregnant women. *Arch Gynecol Obstet.* 2015;291:1417–1423.

[2] Api M, Boza A, Gorgen H, et al. Should cesarean scar defect be treated laparoscopically? A case report and review of the literature. *J Minim Invasive Gynecol.* 2015;22(7):1145–1152.

[3] Li C, Guo Y, Liu Y, et al. Hysteroscopic and laparoscopic management of uterine defects on previous cesarean delivery scars. *J Perinat Med.* 2014;42(3):363–370.

[4] Vervoort AJ, Uittenbogaard LB, Hehenkamp WJ, et al. Why do niches develop in Caesarean uterine scars? Hypotheses on the aetiology of niche development. *Hum Reprod.* 2015;30(12):2695–2702.

[5] Bij de Vaate AJ, van der Voet LF, Naji O, et al. Prevalence, potential risk factors for development and symptoms related to the presence of uterine niches following Cesarean section: systematic review. *Ultrasound Obstet Gynecol.* 2014;43(4):372–382.

[6] Allornuvor GF, Xue M, Zhu X, et al. The definition, aetiology, presentation, diagnosis and management of previous caesarean scar defects. *J Obstet Gynaecol.* 2013;33(8):759–763.

[7] Jacobson MT, Osias J, Velasco A, et al. Laparoscopic repair of a uteroperitoneal fistula. *JSLS.* 2003;7:367–369.

[8] Nezhat C, Grace L, Soliemannjad R, et al. Cesarean scar defect: What is it and how should it be treated? *OBG Manag.* 2016;28:32–53.

[9] Florio P, Filippeschi M, Moncini I, et al. Hysteroscopic treatment of the cesarean-induced isthmocele in restoring fertility. *Curr Opin Obstet Gynecol.* 2012;24(3):180–186.

第三节　子宫纵隔切开术

Travis W. McCoy　Steven T. Nakajima　著

吕笑冬　张佳佳　译

一、总体原则

（一）定义

子宫畸形在妇女中发生率高达 5%，其中大约 1/3 是子宫纵隔[1, 2]。子宫纵隔通常被定义为宫底突出组织超过 1.5cm。子宫纵隔与流产和早产有关，但与不孕相关的证据不足。即使是 1～1.5cm 的小纵隔也会使早产发生率显著增加[3]。虽然缺乏随机对照试验，但有证据表明在有不孕症或自然流产史妇女中，进行纵隔切开后可提高活产率，降低流产率和早产率[3, 4]。

（二）鉴别诊断

- 弓形子宫 / 亚隔子宫：定义为宫底纵隔 < 1cm。
- 双角子宫：与纵隔子宫不同的是子宫外轮廓宫底凹陷 > 1cm。通常可合并纵隔。

二、影像学检查与其他诊断方法

无论是否使用生理盐水灌注，三维超声诊断子宫纵隔的准确性与 MRI 或腹腔镜 / 宫腔镜检查相似，并且花费更低。三维超声应作为评估子宫纵隔的一线检查方法。由于缺乏对外部子宫轮廓的评估，单独进行宫腔镜检查或子宫输卵管造影（hysterosalpingogram，HSG）是不恰当的[4]。

三、术前准备

- 应用影像学来确定子宫纵隔的范围，并明确子宫的外部轮廓。
- 充盈膀胱，术中腹部超声监测，有助于指导纵隔切开的范围，可减少术后纵隔残余的发生率[5]。
- 应在子宫内膜增殖早期或在子宫内膜预处理后

手术。子宫内膜预处理可以改善手术视野：手术前服用复方口服避孕药或孕激素（醋酸炔诺酮，2.5～5mg/d）14～21 天。

四、手术治疗

- 如果术前不能明确子宫轮廓，可以在宫腔镜检查的同时进行腹腔镜检查，以明确子宫外部轮廓状态。腹腔镜检查还可以用于诊断和治疗可能存在的子宫内膜异位症，这在子宫纵隔患者中的发病率较高[6]。
- 可以使用宫腔镜剪刀、单极电切环或双极电凝［如 Gynecare Versapoint™（Ethicon，Somerville，NJ）］切开纵隔。
- 无论哪一种方法，纵隔通常仅需要切开使其缩回到子宫前壁和后壁。只有在纵隔较厚的情况下，才可能需要切除。

（一）体位

- 患者采取膀胱截石位。

（二）膨宫介质

- 生理盐水可用于使用非能量器械或双极器械的手术。单极需要低渗溶液，如 3% 山梨糖醇、5% 甘露醇或 1.5% 甘氨酸。生理盐水使用量应控制在 2500ml 以内，而由于低渗性溶液可引起低钠血症，低渗溶液应限制在 1000ml 以内。高渗溶液容易发生肺水肿和过敏反应，应避免使用，如 32% 右旋糖酐 -70 与 10% 葡萄糖的混合液（Hyskon®，CooperSurgical Inc.，Trumbull，CT）。[7]
- 保持宫腔内压低于患者的平均动脉压可以减少膨宫液的吸收。宫颈注射充分稀释的血管升压素（浓度 0.05U/ml 血管升压素，宫颈注射 8ml）也可以减少液体吸收[7]，血管升压素浓度不应超过 0.4 U/ml。

五、操作步骤与技巧

（一）腹腔镜探查

■ 如果术前诊断未能明确子宫轮廓，在宫腔镜手术治疗前可考虑通过腹腔镜探查以明确子宫外部轮廓。如果是宫底外轮廓凹陷的双角子宫形状，切除纵隔并不能获得完全正常的三角形宫腔。

（二）宫腔镜探查及手术计划

■ 行不全子宫纵隔检查时，建议最小限度地扩张宫颈，只要确保手术宫腔镜恰好进入即可。过度扩宫会导致膨宫液漏出。如果发生膨宫液漏出，可用单齿宫颈钳夹闭宫颈外口，以密闭宫颈管与宫腔镜鞘之间的缝隙。

■ 检查纵隔并在纵隔中部设计切口，注意避免切入子宫的前壁或后壁（技术图 3-4）。

■ 12° 镜有利于器械的使用。0° 镜的视野会被器械阻挡。而 30° 镜，由于器械的方向和宫腔镜的镜头不一致，器械操作时可能落于视野范围之外。

■ 有关完全子宫纵隔的手术步骤，请参阅以下详细信息。

（三）剪刀切开纵隔

■ 沿水平方向剪开纵隔，剪刀保持在纵隔中部并垂直于纵隔（技术图 3-5）。通过观察两侧输卵管口以保证正确的方向。切口应位于两个输卵管开口连线的平面上。纵隔被切开时，通常会缩回到子宫前壁和后壁。

■ 当接近宫底并且纵隔变厚时，可能需要在中间稍靠上和靠下位置剪开，以完全去除纵隔（技术图 3-6）。

■ 当宫腔恢复为三角形，或者在中线切开已到达子宫肌层组织时，手术完成。与纵隔的典型白色外观相比，子宫肌层组织看起来更红且有

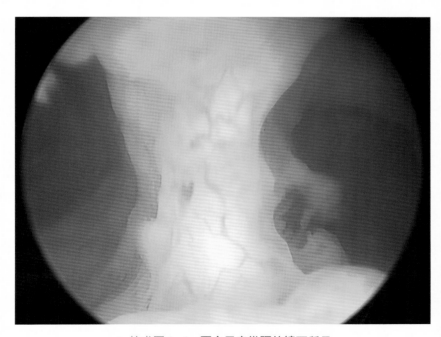

▲ 技术图 3-4　不全子宫纵隔的镜下所见

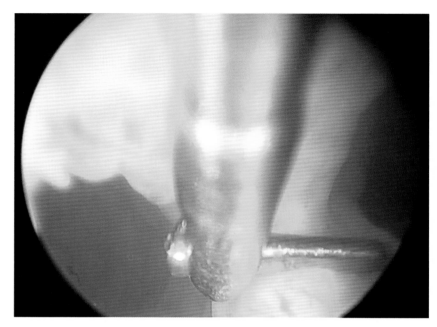

▲ 技术图 3-5　沿中部开始剪开纵隔

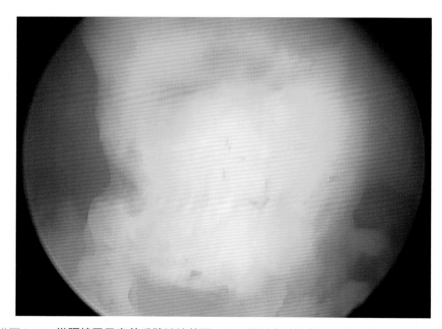

▲ 技术图 3-6　纵隔缩回子宫前后壁继续剪开，切口保持在输卵管开口的连线水平（技术图 3-7）

血管。出现出血通常表明已经到达子宫肌层（技术图 3-8）。

（四）使用双极或单极器械

■ 纵隔可以通过电切镜使用单极电环切开或使用双极设备［如 Gynecare Versapoint ™（Ethicon，Somerville，NJ）］。

■ 可以将单极电切镜的电切环拉直，使环直接向前切开，而不是角度向下切除组织。单纯切割

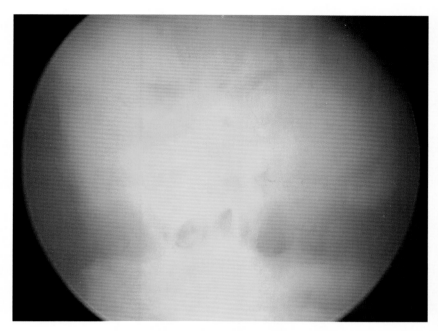

▲ 技术图 3-7　上方可看到较厚的纵隔

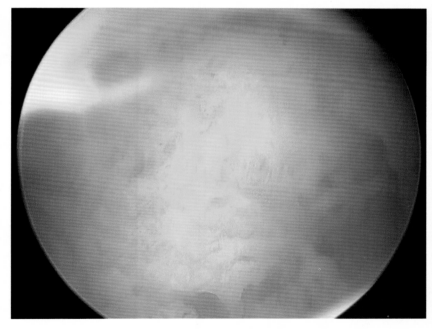

▲ 技术图 3-8　术后宫腔

时电流使用 90W，电凝止血时使用 30W（技术图 3-9）。

■ 双极 Versapoint™仪器可汽化组织，可以在生理盐水中使用（技术图 3-10）。

■ 使用能量器械切开纵隔的原则与剪刀相似。

■ 对于同时行腹腔镜检查子宫外轮廓的患者，可在腹腔镜下观察宫腔内宫腔镜透射的光源，评估子宫纵隔是否被充分切开。为了使子宫的透光更清晰，应将腹腔镜的光源调低或关闭，将子宫全部暴露于视野内，并尽可能贴近腹腔镜。

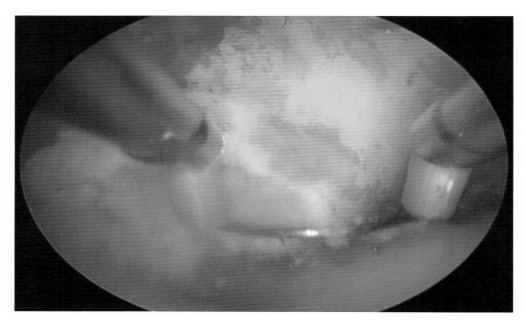

▲ 技术图 3-9　使用电切环切开子宫纵隔

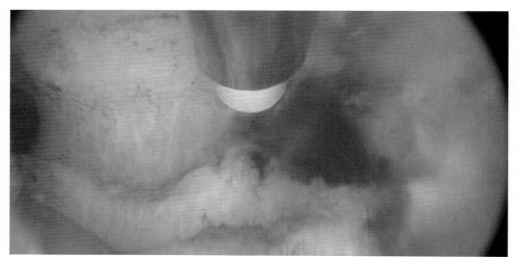

▲ 技术图 3-10　使用 Versapoint™ 双极设备切开纵隔

随着盆腔内视野变暗，子宫内的宫腔镜光源变得清晰可见（技术图 3-11）。

- 经腹超声扫描用于确定子宫纵隔的位置和范围，轴位可见两个宫腔（技术图 3-12），矢状位扫描可用于判断距宫底浆膜面的距离。

（五）完全子宫纵隔

- 如果是完全子宫纵隔并有两个宫颈口，请先检查每个宫腔。如果宫颈口处纵隔非常薄，可以先用 Metzenbaum 剪刀剪开，以便宫腔镜进入已经成为一个通道的宫颈口。大多数情况下，宫颈纵隔应保留在原位，在宫颈内口水平处开始手术使宫腔合二为一。

- 使用 8 号 Foley 尿管插入其中一个宫腔。这种导管主要用于儿童。先用大约 1ml 的液体充盈

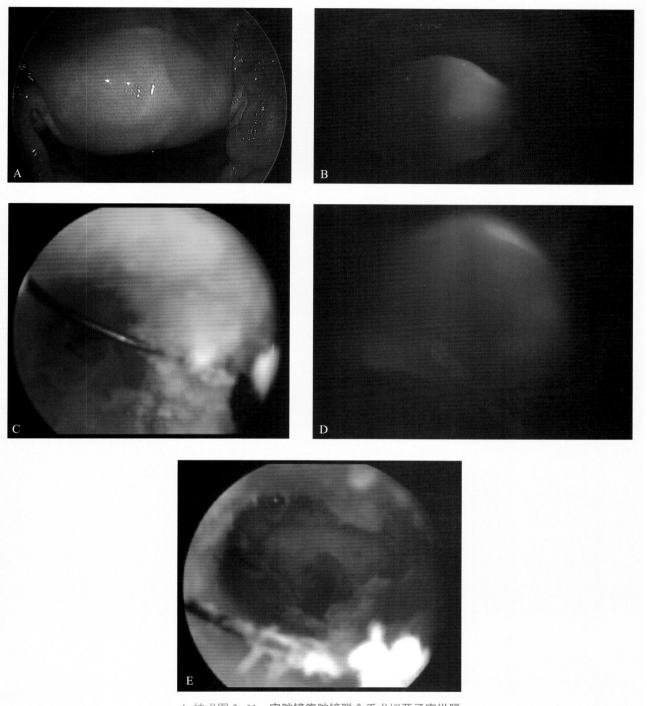

▲ 技术图 3-11　宫腔镜腹腔镜联合手术切开子宫纵膈

A. 腹腔镜下子宫外部轮廓；B. 在切开子宫纵膈之前，宫腔镜光源照射子宫的右宫角；C. 电切镜单极电切环切开子宫纵膈；
D. 子宫纵膈切开后，宫腔镜照亮子宫的整个宫底；E. 术后宫腔镜下一个宫腔的形态

球囊，将宫腔镜插入另一个宫腔，估计宫颈内口的位置；稍稍充盈/缩小 Foley 尿管的球囊，另一宫腔的宫腔镜应能观察到纵膈的突出。在突出的位置切开纵膈，直至看到 Foley 球囊。

一旦切开纵隔，连接两个宫腔，后续操作按如前所述进行。

■ 应切除宫腔内所有纵隔部分，但保留宫颈部分的纵隔。

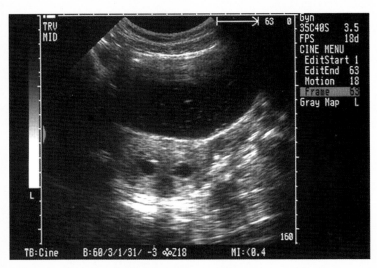

▲ 技术图 3-12　腹腔镜辅助子宫纵隔切除

六、经验与教训

○ 患者应在手术前进行 2～3 周的孕激素预处理。

○ 如果术前成像检查显示子宫外部轮廓不清，或者为了评估可能合并的子宫内膜异位症，可在宫腔镜检查前进行腹腔镜检查。

○ 宫颈内 / 宫体注射稀释的血管升压素可减少膨宫液吸收。

○ 使用剪刀或双极器械时可以使用生理盐水进行膨宫。

○ 当使用单极电流时，应选择低渗液体如 5% 甘露醇或 3% 山梨糖醇。

✘ 避免使用高渗溶液，如 32% 右旋糖酐 –70 与 10% 葡萄糖的混合液。

○ 对于完全子宫纵隔，完整保留宫颈部的纵隔。

七、术后护理

■ 完成纵隔切除术后，将 10 号 Foley 尿管穿过宫颈放入宫腔。球囊注水 3ml，适当充盈，使球囊保持在适当位置。球囊注水过多常常导致患者疼痛。为了防止球囊在接下来的 3～4d 内逐渐漏水缩小，可用 0 号丝线结扎导管 2～3 个区域以进一步封闭导管。也可以在导管末端放置导管塞以防止近端导管中残留血液的排出。整个导管 / 塞子可以放入阴道，以方便患者。导

管偶尔会刺激患者的阴道，可以将其拉出阴道外，与内衣固定于会阴部位。

■ Foley 导管术后留置 3～4d。在此期间，患者预防性使用抗生素（每次口服多西环素 100mg，每日 2 次）。

■ 有排卵的患者术后顺应自然周期。对于无排卵患者，术后口服雌二醇 2mg，每日 2 次，共计 4 周，促进内膜增殖，最后 1 周同时口服醋酸甲羟孕酮 10mg/d。

- 术后第 1 个月经周期行盐水灌注子宫超声造影，评估是否存在宫腔粘连或残留纵隔。
- 通常建议患者在术后第 2 次月经后开始试孕。对 IVF 后受孕的患者进行的一项研究发现，在手术后的前 2 个月接受胚胎移植和术后 10 周后再行胚胎移植的成功率相似[8]。

八、预后

- 有自然流产史的子宫纵隔妇女术后自发性流产率从 63.6% 降至 12.5%[9]。
- 与纵隔完全切除的患者相比，超声发现残留子宫纵隔< 1cm 的患者其生育结局并不差[10]。

九、并发症

- 放置宫腔内球囊，压迫宫腔，可减少术后子宫出血。
- 据报道，纵隔切开术后，5%～24% 的女性会发生宫腔粘连[11, 12]。

参 考 文 献

[1] Acien P. Reproductive performance of women with uterine malformations. *Hum Reprod.* 1993;8:122–126.

[2] Raga F, Bauset C, Remohi J, et al. Reproductive impact of congenital mullerian anomalies. *Hum Reprod.* 1997;12:2277–2281.

[3] Tomazevic T, Ban-Frangez H, Ribic-Pucelj M, et al. Small uterine septum is an important risk variable for preterm birth. *Eur J Obstet Gynecol Reprod Biol.* 2007;135(2):154–157.

[4] Practice Committee of the American Society for Reproductive Medicine. Electronic address: ASRM@asrm.org; Practice Committee of the American Society for Reproductive Medicine. Uterine septum: a guideline. *Fertil Steril.* 2016;106:530–540. [Epub ahead of print]

[5] Vigoureux S, Fernandez H, Capmas P, et al. Assessment of abdominal ultrasound guidance in hysteroscopic metroplasty. *J Minim Invasive Gynecol.* 2016;23:78–83.

[6] Nawroth F, Rahimi G, Nawroth C, et al. Is there an association between septate uterus and endometriosis? *Hum Reprod.* 2006;21(2):542–544.

[7] AAGL Advancing Minimally Invasive Gynecology Worldwide, Munro MG, Storz K, et al. AAGL Practice Report: Practice Guidelines for the Management of Hysteroscopic Distending Media: (Replaces Hysteroscopic Fluid Monitoring Guidelines. J Am Assoc Gynecol Laparosc. 2000;7:167-168.). *J Minim Invasive Gynecol.* 2013;20(2):137–148.

[8] Berkkanoglu M, Isikoglu M, Arici F, et al. What is the best time to perform intracytoplasmic sperm injection/embryo transfer cycle after hysteroscopic surgery for an incomplete uterine septum? *Fertil Steril.* 2008;90(6):2112–2115.

[9] Freud A, Harlev A, Weintraub AY, et al. Reproductive outcomes following uterine septum resection. *J Matern Fetal Neonatal Med.* 2015;28(18):2141–2144.

[10] Fedele L, Bianchi S, Marchini M, et al. Residual uterine septum of less than 1 cm after hysteroscopic metroplasty does not impair reproductive outcome. *Hum Reprod.* 1996;11(4):727–729.

[11] Yu X, Yuhan L, Dongmei S, et al. The incidence of post-operative adhesion following transection of uterine septum: a cohort study comparing three different adjuvant therapies. *Eur J Obstet Gynecol Reprod Biol.* 2016;201:61–64.

[12] Tonguc EA, Var T, Yilmaz N, et al. Intrauterine device or estrogen treatment after hysteroscopic uterine septum resection. *Int J Gynaecol Obstet.* 2010;109(3):226–229.

第四节　子宫内膜息肉切除术

Travis W. McCoy　著

吕笑冬　张佳佳　译

一、总体原则

（一）定义

- 子宫内膜息肉是局部过度生长的子宫内膜。此类疾病很常见，患病率为 8%～35%。异常子宫出血是最常见的表现，68% 的病例可出现。研究发现 1 年后 27% 的患者可自行消退，尤其是息肉小于 1cm 时[1]。绝大多数息肉是良性的，但有 1.7% 的绝经前妇女，以及 5.4% 的绝经后妇女会发生癌前病变甚至癌变[2]。

- 子宫内膜息肉常见于不孕妇女。几乎所有的证据都认为其对生育有不利影响，手术切除可改善[3]。

（二）鉴别诊断

黏膜下肌瘤，胎盘组织残留，宫腔粘连。

（三）非手术治疗

- 观察：在 27% 的患者中息肉会自行消退[1]。
- 药物治疗：虽然左炔诺孕酮宫内节育器和口服避孕药可以减少息肉的发生率，但没有证据支持药物治疗[3]。

二、影像学检查与其他诊断方法

- 息肉可通过多种方式检查，包括标准二维经阴道超声检查、三维超声检查、盐水灌注超声造影（saline infusion sonography，SIS）（通过二维和三维超声）、子宫输卵管造影（hysterosalpingography，HSG）或宫腔镜检查。与二维或三维超声相比，SIS 的使用提高了诊断准确性。对于 SIS，使用三维成像可以提高诊断的准确性，并可与宫腔镜诊断子宫内膜病变相媲美[3]。息肉也可以通过 HSG 诊断，但特异性低。

三、术前准备

- 术前进行影像学检查以区分息肉与肌瘤等其他病变。
- 在月经周期的早卵泡期进行宫腔镜检查或使用激素抑制子宫内膜生长，可使手术视野更为清晰。适当的激素预处理包括口服避孕药或醋酸炔诺酮，术前每日 2.5～5mg，使用 7～21d。

四、手术治疗

- 有多种宫腔镜技术可进行子宫内膜息肉切除：包括宫腔镜抓钳、电切或刨削系统 [MyoSure®（Hologic Inc.，Marlborough，MA）、Truclear®（Smith & Nephew，Andover，MA）]、息肉钳盲取或直接刮宫。每种方法都有优点和缺点，外科医生通常需要灵活地使用不同的技术来完成手术。

（一）体位

- 患者采取膀胱截石位。

（二）方法

- 使用标准的宫腔镜操作方法。手术可在全身麻醉、中度镇静或局部宫颈旁阻滞麻醉下进行。

五、操作步骤与技巧

（一）诊断性宫腔镜下的表现

- 按诊断性宫腔镜检查标准流程进行操作，同时描述宫腔内病变的大小和位置（技术图 3-13）。应注意不要过度扩宫，避免宫口超过宫腔镜所需的范围，膨宫液体渗漏过多。
- 在使用硬的抓钳或剪刀进行手术时，使用 12° 镜可以得到最佳视野。

（二）使用宫腔镜抓钳

- 抓钳钳夹息肉与宫壁附着的蒂部，同时移动抓钳和镜头，使息肉与基底部分开，从而将息肉从其附着部位上撕脱。
- 可通过旋转抓钳 1/2 圈或更多角度，将息肉从其附着处撕脱（技术图 3-14 至技术图 3-16）。
- 如果息肉无法与基底部分离，可以使用宫腔镜剪刀紧贴宫壁附着部位剪下息肉。

（三）锐性刮除

- 通过标准的扩宫和诊刮术（dilationand curettage，D&C），锐利的刮匙也可去除息肉组织。应先使用宫腔镜看到息肉，并且在刮宫术后再次置镜检查，以确保息肉被完全去除。

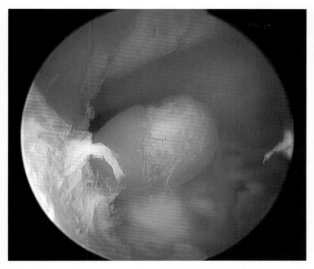

▲ 技术图 3-13　子宫内膜息肉宫腔镜下表现

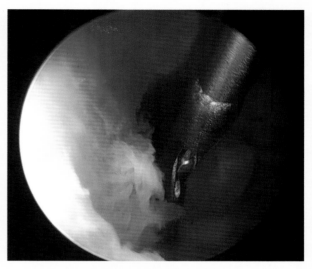

▲ 技术图 3-14　抓住息肉基底部

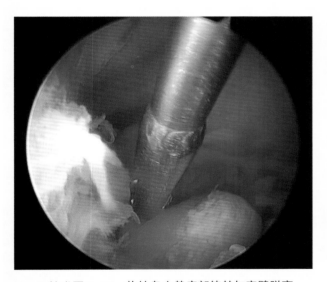

▲ 技术图 3-15　旋转息肉基底部使其与宫壁脱离

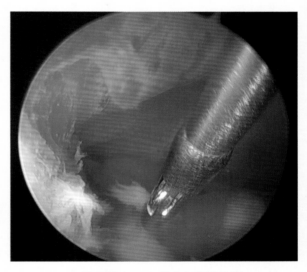

▲ 技术图 3-16　息肉与宫壁分离

（四）电动粉碎

- 可以使用宫腔镜粉碎系统去除息肉，如 MyoSure®（Hologic Inc.，Marlborough，MA）和 Truclear®（Smith & Nephew，Andover，MA）。

- 这两种装置去除息肉的方法相似，都是将息肉粉碎同时将组织碎片从宫腔中吸出。这些装置可以帮助去除较大的息肉，但是可能会增加手术的成本。

（五）从宫腔中取出息肉

- 小的子宫内膜息肉可以用宫腔镜下抓钳抓住息肉组织，将息肉拉到靠近宫腔镜末端的位置，保持镜体与抓钳位置相对固定，共同退出宫腔，钳夹的息肉组织可一同带出（技术图 3-17）。

- 较大的息肉可用息肉钳盲夹取出。但任何非直视下的操作都应该非常谨慎，因为息肉钳可能抓住和撕裂子宫肌层或导致子宫穿孔。

- 如果通过上述步骤无法取出息肉，可扩张宫颈

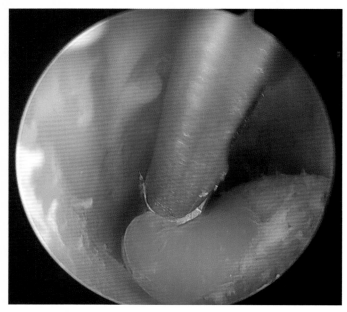

▲ 技术图 3-17　抓钳抓住息肉与宫腔镜一起同时退出宫腔

管至足以通过粉碎器械、电切镜或更粗的器械（如海绵钳）。

■ 取出息肉后，再次探查宫腔以确保所有标本均已取出。

六、经验与教训

○ 12° 镜可以同时保证手术视野和操作角度最佳。

○ 用宫腔镜抓钳抓住息肉基底部从宫壁上分离。

✘ 宫腔镜粉碎系统可以加快手术过程，但增加手术成本，通常不需要使用就可完成手术。

七、术后护理

■ 手术后可能有一些自限性出血。

八、预后

■ 尚没有研究充分评估息肉切除后生育力的改善情况。据报道，13%～43% 的患者会出现息肉复发、多发息肉及没有异型性的增生性息肉的复发风险较高，且随访时间延长而增加 [4,5]。

九、并发症

■ 息肉切除不全。

■ 子宫穿孔。

参考文献

[1] Salim S, Won H, Nesbitt-Hawes E, et al. Diagnosis and management of endometrial polyps: a critical review of the literature. *J Minim Invasive Gynecol*. 2011;18(5):569–581.

[2] Lee SC, Kaunitz AM, Sanchez-Ramos L, et al. The oncogenic

potential of endometrial polyps: a systematic review and meta-analysis. *Obstet Gynecol.* 2010;116(5):1197–1205.

[3] Pereira N, Petrini AC, Lekovich JP, et al. Surgical management of endometrial polyps in infertile women: a comprehensive review. *Surg Res Pract.* 2015;2015:914390.

[4] Paradisi R, Rossi S, Scifo MC, et al. Recurrence of endometrial

polyps. *Gynecol Obstet Invest.* 2014;78(1):26–32.

[5] Yang JH, Chen CD, Chen SU, et al. Factors influencing the recurrence potential of benign endometrial polyps after hysteroscopic polypectomy. *PLoS One.* 2015;10(12):e0144857.

第五节　子宫肌瘤切除术

Travis W. McCoy　Steven T. Nakajima　著

吕笑冬　张佳佳　译

一、总体原则

（一）定义

- 子宫肌瘤切除术是指通过手术切除子宫肌瘤。可以通过开腹手术进行，也可仅使用宫腔镜进行子宫黏膜下肌瘤切除，或仅使用腹腔镜进行。希望未来生育的患者选择子宫肌瘤切除术。其他干预治疗方法，如子宫动脉栓塞术、磁共振引导聚焦超声（magnetic resonance-guided focused ultrasound，MRgFUS）、高强度聚焦超声（high-intensity focused ultrasound，HIFU）和腹腔镜肌瘤消融术，此类方法患者妊娠期出现并发症的风险较高，很少证据支持治疗后妊娠[1]。

- 腹腔镜手术，最常见的是机器人辅助手术。与传统的开腹子宫肌瘤切除术相比，患者康复快，并发症发生率低，可以不住院。其疗效与传统的开腹子宫肌瘤切除术类似，失血较少，且盆腔粘连亦减少[2, 3]。经验丰富的医生可使用机器人腹腔镜成功地剔除多达 20 个肌瘤和如孕 20 周大的子宫，仅受限于腹腔 Trocar 的放置。

（二）鉴别诊断

- 子宫肌瘤是育龄妇女中最常见的子宫肿瘤。但在鉴别诊断中应必须考虑其他肿物，如子宫腺肌病和平滑肌肉瘤。

（三）非手术治疗

- 使用促性腺激素释放激素（gonadotropin releasing hormone，GnRH）激动药治疗可使肌瘤体积减少约 30%，但其效果仅限于使用期间。醋酸乌利司他和米非司酮也可用于治疗肌瘤。关于药物长期治疗的有效性的研究目前有限[4]。

二、影像学检查与其他诊断方法

- 患者应先进行盆腔超声检查。如果所有肌瘤都可以清楚地看到，并且位置影响宫腔形态，那么仅此一项就有指征进行手术治疗。在其他情况下，应进行盆腔 MRI 为术中定位所有肌瘤提供参考。手术的目标应该是尽可能多地切除肌瘤。在复杂的多发子宫肌瘤病例中，单独使用超声或依靠术中探查是不充分的，有可能导致遗漏具有临床意义的肌瘤。

三、术前准备

（一）腹腔镜手术

- 首要目标是确定患者是否适合腹腔镜手术。该决定可能取决于手术医生，但最主要局限因素是肌瘤的数目（> 10～20 个）。在大多数情况下，即使是非常大的肌瘤也可以通过腹腔镜成功切除。限制因素是患者腹部应有足够的空间放置穿刺套管及手术器械。

- 如果无法通过盆腔超声清晰显示和定位所有肌瘤，则应进行 MRI 检查。对于手术医生而言，熟悉在轴位、矢状位和冠状位视图中检查和阅读 MRI 非常重要。这可帮助确定腹腔镜手术的可行性，并在术中协助定位和切除所有肌瘤。

- 术前应进行贫血的相关筛查。在手术前血红蛋白水平应高于 100g/L。如果低于此水平，应考虑药物治疗以提高血色素水平，如口服避孕药、补铁、GnRH 激动药治疗和（或）氨甲环酸来减少月经量。

- 患者应参与有关肌瘤粉碎相关风险的讨论。尽管很少遇到，但是如果无意中粉碎了平滑肌肉瘤，可导致本阶段治疗方案的改变和后续治疗结局改变。必须把这种小概率事件的风险与患者开腹切除肌瘤后并发症发生率增加、恢复期延长和术后粘连形成的风险相权衡。

（二）开腹肌瘤切除术

- 术前超声通常足以确定子宫整体大小、肌瘤的大小和数量。在开腹手术时，大多数肌瘤应该可以扪及，便于定位切除。

- 应与患者讨论术中失血及需要输血的可能性。

四、手术治疗

- 治疗的目的应该是尽可能多地切除所有具有临床意义的子宫肌瘤。这样可以延长较小肌瘤将来出现临床症状的间隔。

- 可注射稀释的血管升压素溶液以减少术中失血。通常在 80～100ml 生理盐水中加入 20U 血管升压素。可以使用腹腔镜囊肿抽吸针穿过穿刺套管，或使用长的腰穿针经腹壁穿刺入子宫肌层进行注射。血管升压素的总剂量应限制在 5 个单位（20～25ml 上述稀释液）。使用血管升压素的不良反应包括心动过缓、高血压、心肌缺血和心搏骤停[5]。

- 应设计子宫上的切口，以便在切口数量最少的

情况下尽可能的切除多个子宫肌瘤，最终缩短整个手术时间。

- 子宫切口应采用可吸收缝线多层缝合。推荐的缝合线是可吸收的倒刺缝合线 [2-0 V-Loc™ 90（Covidien，Medtronic Minimally Invasive Therapies，Minneapolis，MN）]。应注意仔细检查创面，消灭死腔，从而完全止血。

- 应注意记录剔除肌瘤的数目，并确保在手术结束时将所有肌瘤全部从腹腔内取出。即使非常小的肌瘤或碎片残留也有可能发生寄生生长、粘连，甚至肠梗阻[6]。

（一）体位

- 患者取标准膀胱截石位。放置可以进行靛蓝胭脂红或亚甲蓝的输卵管通液的举宫器，同时对宫腔子宫内膜也进行了染色。当切除黏膜下肌瘤时可以更好地显示宫腔；或在切除肌壁间肌瘤进入宫腔时可以被及时发现。

- 由于患者可能较长时间处于 Trendelenburg 体位（头低足高位），要与麻醉医师讨论预期的时间。通常需要最大角度的 Trendelenburg 体位，但是如果可能的话，应该尽量缩小 Trendelenburg 体位的角度，使肠管离开盆腔即可。

（二）方法

- 腹腔镜穿刺套管必须选择位于腹部较高水平，以便留出操作空间。因为术中子宫 / 子宫肌瘤通常会向头部方向被牵拉，并靠近摄像头 / 端口。

- 使用机器人辅助时，除了相机端口之外，还需使用 3 个机械臂以便更好进行子宫操作。右利手外科医师使用 da Vinci Si® 机器人时（图 3-4A），机械臂 1 放在患者右侧，而机械臂 2 和机械臂 3 放在患者左侧，助手端口位于摄像机和第 1 臂之间的中间位置。使用 da Vinci Xi® 机器人时（图 3-4B），摄像机和 3 个操作端口可于上腹部同一条直线水平放置，摄像机可以放置在任何一个端口，而助手端口位于右下象

限。对于这两种系统，用于 16 周孕龄或更小的子宫时相机端口可以放置在肚脐内，如果子宫更大可以移动到脐上位置。

■ 应首先处理宫底肌瘤，其次是前壁肌瘤，最后是后壁肌瘤。这样可以使子宫获得最大的活动度，有助于子宫前屈后再处理后壁子宫肌瘤。

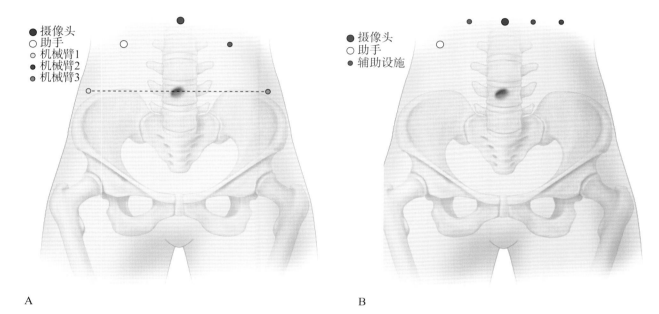

A   B

▲ 图 3-4   **A.** 使用 **da Vinci Si®** 机器人经典腹腔镜设置穿刺端口。对于惯用右手的医生，将机械臂 **1** 放置在患者的右侧（黄点），而将机械臂 **2**（绿点）和 **3**（红点）放置在患者的左侧，助手端口（白点）位于摄像机（蓝点）和机械臂 **1** 之间的中间位置；**B.** 使用 **da Vinci Xi®** 机器人经典腹腔镜设置穿刺端口。摄像机（蓝点）和三个辅助端口（灰点）以直线放置在上腹部，因为摄像机可以放置在四个端口中的任何一个中，助手端口（白点）位于右下象限

五、操作步骤与技巧

（一）腹腔镜手术

1. 注射血管升压素

■ 将注射针穿刺入子宫肌层并进入瘤体内，在推注溶液时缓慢地将针头往回退。通常，这样缓缓退针的方法将使血管升压素渗入肌瘤周围（技术图 3-18）。对于浆膜下和（或）带蒂肌瘤，注射应在子宫肌瘤的基底面，而不是在子宫本身。

2. 切口选择

■ 选择切口时应该尽可能同时去除一个或多个肌瘤。选择切口的方向以便后续缝合。由于针和器械的位置，完全水平或垂直的切口缝合更难。轻微倾斜的子宫切口更容易缝合。

3. 切开子宫

■ 通常使用单极剪刀切开子宫浆肌层。将剪刀打开，仅使用一叶刀片的尖端进行切开。设置切割电流在 40～50W。使用切割电流和快速移动器械可以对组织造成最小的热损伤（技术图 3-19）。子宫肌层切开的长度约为目标肌瘤宽度的 2/3。通常不需要将切口延长太宽来切除肌瘤，这样容易导致额外的出血和延长手术时间。

■ 切开子宫肌瘤表面浆肌层，直到单极剪刀的尖

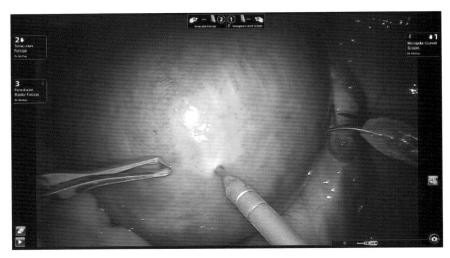

▲ 技术图 3-18　将稀释的血管升压素注入肌瘤表面的肌层

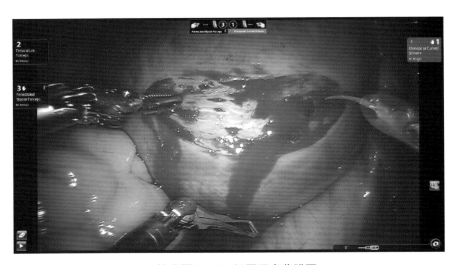

▲ 技术图 3-19　切开子宫浆膜面

端明确切入肌瘤结节。有助于确保已到达肌瘤外最合适的解剖层次。

■ 使用可以通过辅助端口插入的机器人或腹腔镜专用抓钳，抓住肌瘤并向上方牵拉使其离开宫体。小面积的出血不需要烧灼止血，因为对肌瘤的牵引既有助于肌瘤切除，也有助于压迫血管以减少失血（技术图 3-20）。

4. 开始切除肌瘤

■ 在切除肌瘤过程中，使切面尽可能接近肌瘤结节是至关重要的。肌瘤没有包膜，但被血管网包围。在血管网内部取出肌瘤，可以将出血降至最低（技术图 3-21）。

■ 大多数分离时使用剪刀的一叶刀片，在电切下进行。如果需要，可以电凝明显的小血管。大多数的出血可以通过缝合止血。

■ 如果解剖层次不清楚，需要重新切开至肌瘤结节，以便找到适合的解剖层面（技术图 3-22）。

5. 完成肌瘤切除

■ 随着对肌瘤结节周围的逐渐分离，子宫肌瘤底部与周围血管网的边界常不清晰，出血往往在此时发生。在这个阶段，应该重新切回肌瘤结节，辨清正确的解剖层次后再继续分离（技术

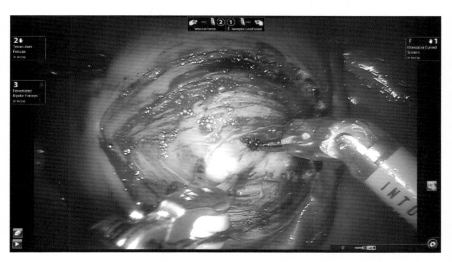

▲ 技术图 3-20 切开肌层至肌瘤结节，使用抓钳抓住并向上牵拉肌瘤

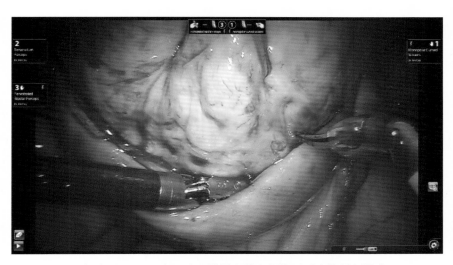

▲ 技术图 3-21 在肌瘤和被覆血管之间找到适当的解剖层次

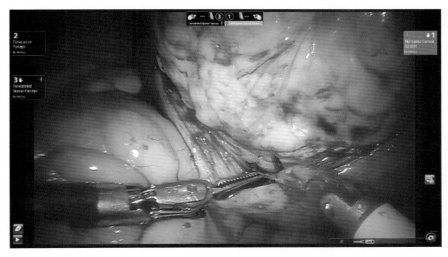

▲ 技术图 3-22 重新切回肌瘤结节有利于重新找到合适的解剖层次

图 3-23)。

- 如果肌瘤部分位于黏膜下，应注意将子宫内膜从肌瘤上剥离。如果肌瘤突向宫腔，需要切开子宫内膜，并且首先要单独缝合子宫内膜层，再缝合肌层。
- 当肌瘤快要被切除时，应减少牵引力，以免撕裂剩余的组织和血管。

6. 将肌瘤置于一旁

- 应将肌瘤放在一边并便于之后寻找。小肌瘤可以放在子宫直肠窝，其他肌瘤可以放在右侧的结肠旁沟。避免将它们放置在中上腹部，因为通常它们会滑到小肠后面，难以寻找。
- 如果要取出多个子宫肌瘤，需记录腹腔内肌瘤的数目。
- 另一种方法是在腹腔内放置单独的缝线，并将所有取出的子宫肌瘤串在一起。缝合线可以很长，并且可以将子宫肌瘤和针头之间的一部分缝合线连同远端穿过腹壁，拉起，并将肌瘤固定在腹壁上。即使只有 2、3 个肌瘤，这种操作也有助于节省寻找肌瘤的时间（技术图 3-24 ）。

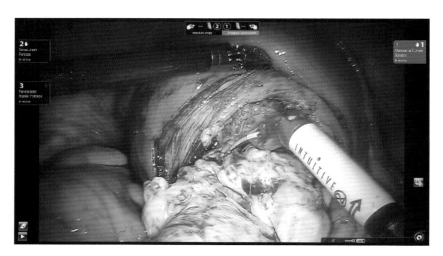

▲ 技术图 3-23 分离子宫肌瘤的底部

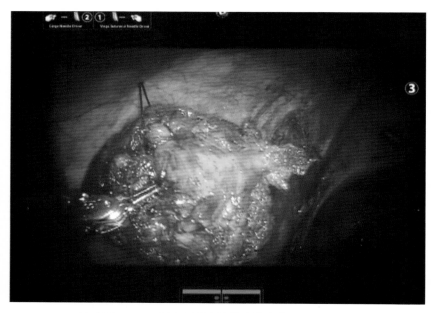

▲ 技术图 3-24 在肌瘤粉碎前通过缝线将其固定在前腹壁

7. 止血

- 单个血管的出血使用双极电凝。大部分出血是静脉来源的，并且大多数可以通过缝合止血。

8. 缝合切口

- 如果活动性出血少，可将缝合延迟几分钟，等待子宫肌层收缩，使瘤腔缩小，加快缝合。如果没有活动性出血，在切口缝合前取出多个子宫肌瘤可以缩短手术时间并减少器械更换带来的延误。

- 如果宫腔打开，应使用可吸收的细线（4-0 Vicryl®）连续缝合子宫内膜层。

- 推荐使用可吸收倒刺线（2-0V-Loc™ 90 [Covidien，Medtronic Minimally Invasive Therapies，Minneapolis，MN]）缝合子宫。长度 12in 的缝合线通常可用来连续逐层缝合子宫肌层。GS-22 针（1/2 圆，27mm）可用于缝合较小的瘤腔，并且它可以通过 8mm 腹腔镜穿刺套管。GS-21 针（1/2 圆，37mm）用于较大的瘤腔并且可以加速缝合，需要通过 10mm 的穿刺套管进入腹腔。

- 倒刺线锚定在瘤腔的底部（技术图 3-25）。应连续缝合，并逐层缝合，尽可能通过缝合实现止血和消除死腔。较小的切口可以缝合两层，而大的瘤腔可能需要缝合 4 层或更多层。

- 如果从肌瘤结节上剥离子宫内膜，应将子宫内膜下组织并入子宫肌层缝合的第 1 层，以消除内膜与子宫肌层之间形成的死腔（技术图 3-26）。

- 关闭子宫肌层第 1 层后，应注意将边缘内翻使切口对齐。这可以通过使用钳子将前一层"折叠"在下一个缝合层下面来完成。也可以随后使用水平褥式缝合，促进肌层内翻对合（技术图 3-27）。

9. 完成缝合

- 子宫肌层的外层和浆膜层可以通过多种方式缝合在一起。在大多数情况下，该层已经完全止血，最后的缝合仅用于重新对合切缘。类似皮肤缝合，浆膜下水平褥式缝合可以达到很好的缝合外观，而不暴露线结可以避免由此导致的粘连形成（技术图 3-28）。也可以连续缝合，并缩小缝合针距，以利于浆膜对合，同时避免过多的缝合线暴露及针刺部位的进一步出血（技术图 3-29）。

- 切口持续出血通常是由于深层次的止血不充分。在切口边缘使用电凝止血会造成进一步的组织损伤，而不能减少出血。重新穿过浆膜并穿过瘤腔，进行深层的缝合有时可以帮助止血。也可以通过观察判断是否存在出血，子宫持续收

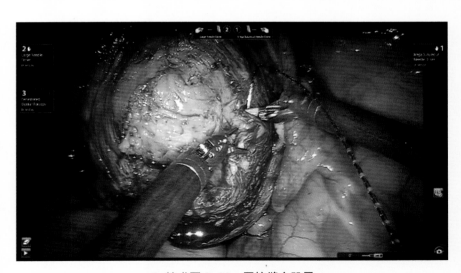

▲ 技术图 3-25　开始缝合肌层

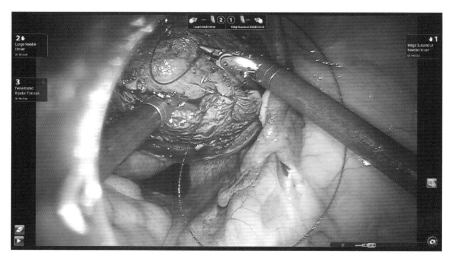

▲ 技术图 3-26　将子宫内膜下组织缝合到子宫肌层以关闭潜在的死腔

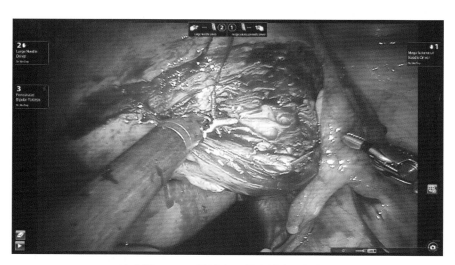

▲ 技术图 3-27　通过水平褥式缝合关闭第二层

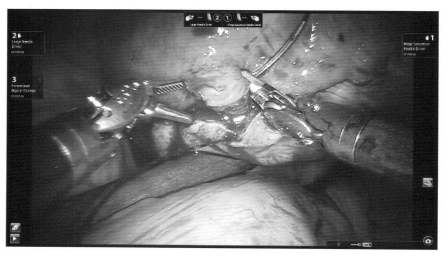

▲ 技术图 3-28　浆膜下连续缝合关闭浆膜层

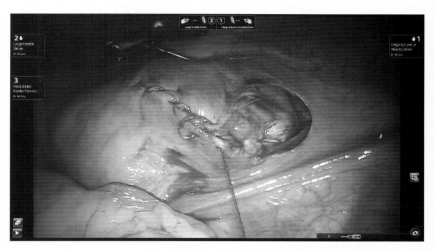

▲ 技术图 3-29 替代方法是在尽量靠近切口处连续缝合关闭浆膜

缩时出血会停止。

10. 预防粘连

- 通过减少浆膜表面损伤、减少子宫表面切口数量、最大限度地减少在子宫浆膜边缘使用抓钳、防止切口边缘外翻以及在宫底或前壁选择切口均可以较好地预防粘连。[7]
- 在完成切口缝合时，应在所有子宫切口上放置可吸收屏障，如 Seprafilm®（Sanofi Biosurgery，Bridgewater，NJ）或 Interceed®（Ethicon Inc.，Somerville，NJ）。切口表面有血的情况下，Interceed® 可以诱导纤维化。所以应该在肌瘤取出后，手术将结束时再放置，此时出血可能性很小。

11. 取出肌瘤

- 可以通过几种方法从腹腔内取出肌瘤。可以通过腹腔镜穿刺套管直接取出小肌瘤。较大的肌瘤可以在腹腔内使用粉碎器进行粉碎[8]，或通过延长切口直接取出。也可以通过切开阴道后穹窿取出。
- 当取出子宫肌瘤时，应先取出较小的子宫肌瘤，以减少被肠道遮挡、无法找到的风险。应记录腹腔内的数量和已取出的数量，确保所有肌瘤都被取出。
- 应注意保证全部取出所有肌瘤碎片。明智的做

法是在取出下一个子宫肌瘤之前确保上一个子宫肌瘤的所有碎片均被取出。

（二）开腹子宫肌瘤切除术

术中技巧

- 耻骨联合上方横切口（Pfannenstiel 切口）通常可用于超过孕 20 周大小的子宫。应在麻醉下查体以确定子宫的活动度。如果子宫固定或通过 Pfannenstiel 切口可能难以将子宫取出至切口外，应采用正中纵切口。
- 在大多数情况下，无须使用腹部切口牵开器，因为子宫可以娩出体外以处理所有肌瘤。
- 除了注射血管升压素外，围绕子宫使用止血带也可以减少术中失血：用 2.54cm 宽的 Penros 引流管环绕子宫下段，在前壁打一个反手结，用止血钳夹住以防止其松开。应注意确保止血带不直接压迫输卵管。引流管打结处也不要压迫膀胱。
- 开腹子宫肌瘤切除术中切除子宫肌瘤的方法与腹腔镜手术相似。可使用单向倒刺线缝合，或者使用可吸收的 2-0 或 0 号 Vicryl®（Ethicon，Cincinnati，OH）。

六、经验与教训

- 术前准备中详细的超声或 MRI 检查对于定位和切除所有肌瘤至关重要。
- 选择适当的子宫切口，尽可能用最少的子宫切口切除最多的子宫肌瘤。
- 切口应尽可能贴近肌瘤组织，减少对周围血管的损伤。
- 子宫缝合应重点关注子宫肌层按自然解剖结构重新对合、充分止血及不留死腔。
- 对于腹腔镜手术病例，应仔细记录切除子宫肌瘤的数目，并确保全部取出腹腔。需要肌瘤粉碎时，应密切注意取出所有碎块。

七、术后护理

- 腹腔镜患者通常在术后恢复室观察，当天出院，并在门诊进一步管理。开腹子宫肌瘤切除术患者通常住院观察 1～3d。
- 患者可以在术后 3 个月尝试妊娠。

八、预后

- 与经腹子宫肌瘤切除术相比，腹腔镜子宫肌瘤切除术和机器人辅助腹腔镜子宫肌瘤切除术使失血量减少、住院时间缩短[9]，腹腔镜二探发现粘连形成的概率降低[10]。
- 缺乏直接比较经腹和腹腔镜子宫肌瘤切除术后生育结局的研究。对接受腹腔镜子宫肌瘤切除术的女性进行的一项前瞻性研究发现，70% 有生育要求的患者成功受孕[11]。其他妊娠结局和并发症在不同子宫肌瘤切除术术式上似乎没有差异。

九、并发症

- 术后可形成粘连，但是与开腹子宫肌瘤切除术相比，腹腔镜术后粘连更少，重度粘连更少。
- 失血量取决于子宫切口的大小和数量，但相较于开腹子宫肌瘤切除术失血量明显减少。
- 残存的肌瘤碎片可导致粘连形成或肌瘤寄生生长。

参 考 文 献

[1] Walker WJ, McDowell SJ. Pregnancy after uterine artery embolization for leiomyomata: a series of 56 completed pregnancies. *Am J Obstet Gynecol.* 2006;195(5):1266–1277.
[2] Jin C, Hu Y, Chen XC, et al. Laparoscopic versus open myomectomy—a meta-analysis of randomized controlled trials. *Eur J Obstet Gynecol Reprod Biol.* 2009;145(1):14–21.
[3] Pundir J, Pundir V, Walavalkar R, et al. Robotic-assisted laparoscopic vs abdominal and laparoscopic myomectomy: Systematic review and meta-analysis. *J Minim Invasive Gynecol.* 2013;20(3):335–345.
[4] Kashani BN, Centini G, Morelli SS, et al. Role of medical management for uterine leiomyomas. *Best Pract Res Clin Obstet Gynaecol.* 2015;34:85–103.
[5] Barbieri R. Give vasopressin to reduce bleeding in gynecologic surgery (editorial). *Ob Gyn Management.* 2010;22:12.
[6] Pereira N, Buchanan TR, Wishall KM, et al. Electric morcellationrelated reoperations after laparoscopic myomectomy and nonmyomectomy procedures. *J Minim Invasive Gynecol.*

2015;22(2):163–176.
[7] Uğur M, Turan C, Mungan T, et al. Laparoscopy for adhesion prevention following myomectomy. *Int J Gynaecol Obstet.* 1996;53(2): 145–149.
[8] Srouji SS, Kaser DJ, Gargiulo AR. Techniques for contained morcellation in gynecologic surgery. *Fertil Steril.* 2015;103(4):e34.
[9] Barakat EE, Bedaiwy MA, Zimberg S, et al. Robotic-assisted, laparoscopic, and abdominal myomectomy: a comparison of surgical outcomes. *Obstet Gynecol.* 2011;117(2 Pt 1):256–265.
[10] Kubinova K, Mara M, Horak P, et al. Reproduction after myomectomy: comparison of patients with and without second-look laparoscopy. *Minim Invasive Ther Allied Technol.* 2012;21(2):118–124.
[11] Sizzi O, Rossetti A, Malzoni M, et al. Italian multicenter study on complications of laparoscopic myomectomy. *J Minim Invasive Gynecol.* 2007;14(4):453–462.

第4章

输卵管
Tubal

妇科手术技巧：生殖
内分泌学与不孕症

Operative Techniques in
Gynecologic Surgery:
Reproductive
Endocrinology
and Infertility

第一节 输卵管粘连分离术

Travis W. McCoy 著

王琳琳 杨 艳 译

一、总体原则

（一）定义

输卵管与卵巢周围的粘连会导致输卵管与卵巢间的相对活动受限，从而阻碍输卵管拾卵（卵母细胞）过程，降低生育能力。

（二）鉴别诊断

- 感染后粘连。
- 术后粘连。
- 子宫内膜异位症或其他盆腔炎症引起的粘连。

二、影像学检查与其他诊断方法

- 子宫输卵管造影（hysterosalpingogram，HSG）容易发现输卵管远端的梗阻，也可显示输卵管周围、卵巢或盆腔的粘连，但对更细微的粘连敏感性较低[1]。
- 标准经阴道超声有时可以根据卵巢活动受限程度判断是否存在粘连。有时正常或异常量的盆腔积液亦提示可能存在膜状粘连。
- 当无输卵管闭锁或输卵管积水存在时，所有影像学检查在诊断盆腔粘连时其敏感性和特异性均有限。

三、术前准备

- HSG 或超声检查所发现的异常有助于对手术结局的预测。如病变程度严重可能导致手术的操作范围增加，最终可导致生育率降低。如发现输卵管远端闭锁，可行输卵管造口术，但如果输卵管病变程度严重无法修复，可能需要行输卵管切除术。
- 应告知患者，即使粘连分离术中小心操作并使用防粘连措施，术后仍会形成新的粘连。

四、手术治疗

- 治疗输卵管粘连的主要目的是提高生育力。盆腔粘连很少会引起疼痛，最常见的是与肠管的粘连。粘连分离术在子宫内膜异位症的治疗过程中十分关键。

（一）体位

- 与其他妇科腹腔镜手术一样，患者取膀胱截石位。最好在宫腔内放置一个可同时进行输卵管通液的宫内操作装置。如 ClearView®（Clinical Innovations，Murray，UT）、HUMI®（Cooper Surgical，Trumbull，CT）、ZUMI ™（Cooper Surgical，Trumbull，CT）或 Kronner Manipujector®（Cooper Surgical，Trumbull，CT）等设备，既可进行宫腔操作，也可进行输卵管通液操作。建议使用深色溶液，由 10ml 0.8% 的靛蓝胭脂红溶液（两支）和 100ml 生理盐水混合而成。

（二）方法

- 首选腹腔镜粘连分离术。此结论是基于开腹手术术后粘连发生率的增加以及患者术后病率增加而得出的。
- 手术操作基本均可通过使用 5mm 腹腔镜穿刺器完成，所需的穿刺器数量与疾病的严重程度成正比。建议穿刺部位为外下象限及耻骨弓上方，并在脐部穿刺口置入摄像头。亦可在对侧外下象限增加一个穿刺器用于辅助手术操作。
- 粘连分离术所使用的器械包括单极剪刀或超声刀。单极剪刀是首选，对膜状粘连直接剪开，无须烧灼，而处理与血管相邻的粘连时使用低功率（15～20W）进行点状精准电凝。

五、操作步骤与技巧

1. 肠粘连分离

- 所有盆腔内与乙状结肠、直肠、小肠或大网膜的粘连都应行粘连分离术，使肠管远离盆腔以获得最佳术野（技术图 4-1）。
- 也可分离降结肠、乙状结肠和左侧盆腹壁之间的生理性粘连，从而更好地暴露左侧附件（技术图 4-2）。

2. 卵巢粘连分离

- 在处理输卵管之前，应首先分离卵巢周围的粘连。小心钳夹卵巢固有韧带使卵巢向内侧旋转，并向盆腔外侧提起，以便暴露其周围的粘连（技术图 4-3）。
- 致密粘连会导致卵巢附着在输尿管上方的腹膜上。这种情况下需探查腹膜后，明确输尿管位置，再分离卵巢与侧盆壁间的粘连（技术图 4-4）。
- 粘连通常会在卵巢表面形成一层致密包裹，而这层屏障会阻碍卵母细胞移动至输卵管，因而需要去除（技术图 4-5）。

3. 恢复输卵管正常活动度

- 任何限制输卵管体部（峡部和壶腹部）运动的粘连都应当去除，包括输卵管与圆韧带、侧盆壁、子宫或卵巢间的粘连。有些粘连容易去除，但是致密粘连常缺乏清晰的分离层次，因而无法避免

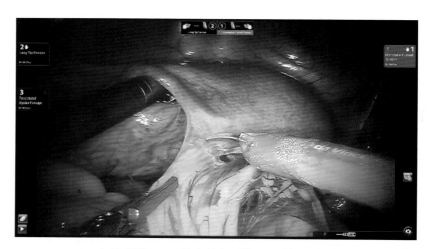

▲ 技术图 4-1　分离所有肠管、网膜间的粘连

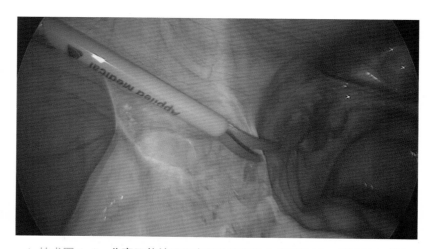

▲ 技术图 4-2　分离乙状结肠和左侧盆壁间的生理性粘连，以暴露左附件

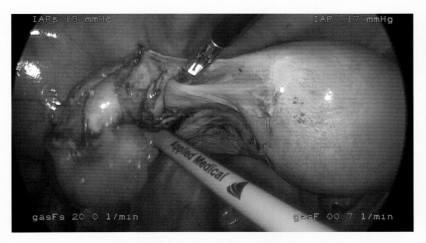

▲ 技术图 4-3　钳夹卵巢固有韧带使卵巢向内侧旋转，并向盆腔外侧提起

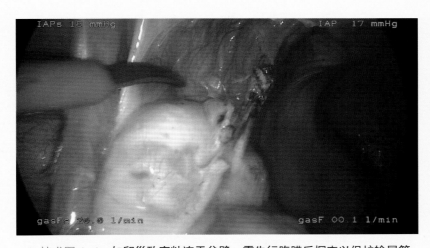

▲ 技术图 4-4　如卵巢致密粘连于盆壁，需先行腹膜后探查以保护输尿管

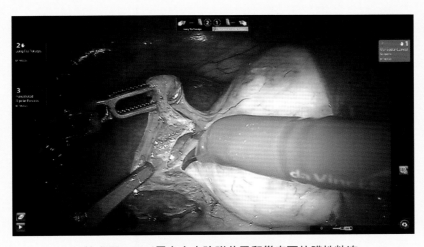

▲ 技术图 4-5　需完全去除附着于卵巢表面的膜性粘连

对输卵管系膜的损伤。在这些病例中，往往无法恢复输卵管与卵巢间的正常活动度（技术图 4-6）。

4. 输卵管远端粘连的治疗

- 应最大限度游离输卵管伞端，使其覆盖于卵巢表面，以达到拾卵目的。

- 输卵管伞端血供丰富，在分离此处粘连时需小心操作，否则可导致严重出血。出血时应使用双极电凝止血，如 Maryland 双极或微双极。也可使用单极抓钳钳夹出血部位，尽量减少使用电器械止血。

- 可在输卵管通液的帮助下识别输卵管开口，也可将 Maryland 钳小心置入输卵管开口处探查是否存在壶腹部粘连，并同时行粘连分离术。

5. 预防粘连

- 辨清解剖结构，减少创伤，谨慎使用电器械，是预防术后粘连形成的关键。推荐使用 Interceed®（Ethicon Inc.，Somerville，NJ）预防术后粘连，但所有防粘连材料的有效性都是有局限的。将 1/2 块标准 3 in× 4in（1in=2.54cm）大小的材料包裹于输卵管远端，形成输卵管的"保护套"。然后将剩余的 1/2 块材料包裹卵巢下方，以便在术后愈合过程中使输卵管与卵巢、侧盆壁隔离（技术图 4-7）。

- 患者术后即可试孕。如术中置入 Interceed®，其持续存在时间为 1 个月（根据制造商说明书）。

- 如果患者经 6～12 个月指导同房仍不孕，建议考虑体外受精（in vitro fertilization，IVF）。再次手术治疗并不增加受孕机会。

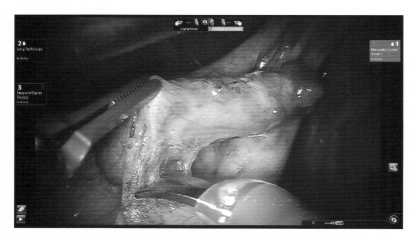

▲ 技术图 4-6　使输卵管活动度达到最大范围

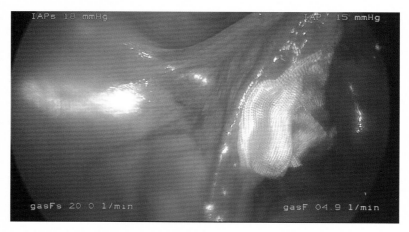

▲ 技术图 4-7　术后在输卵管及卵巢表面放置防粘连屏障材料

六、经验与教训

（一）术中决策

✖ 反复尝试输卵管粘连分离术不能显著改善输卵管功能，不建议尝试。

⭕ 对无法修复的输卵管建议行输卵管切除术。

（二）手术操作

⭕ 谨慎使用电器械以避免血管损伤及术后粘连形成。

（三）术后决策

⭕ 如果患者术后经 6 ～ 12 个月指导同房仍不孕者，建议行体外受精（IVF）助孕。

七、预后

■ 术后受孕率与输卵管损伤的严重程度有关。

八、并发症

■ 术后粘连复发，限制输卵管 – 卵巢间的相互作用和功能。

参 考 文 献

[1] Swart P, Mol B W, van der Veen F, et al. The accuracy of hysterosalpingography in the diagnosis of tubal pathology: a meta-analysis. *Fertil Steril.* 1995;64(3):486–491.

第二节　输卵管整形术

Travis W. McCoy　Steven T. Nakajima　著

王琳琳　杨　艳　译

一、总体原则

（一）定义

输卵管受损，其远端纤毛粘连闭锁而导致输卵管积水。输卵管积水在影响输卵管功能的同时也降低了体外受精（in vitro fertilization，IVF）的妊娠率[1]。输卵管整形术可通过手术的方式分离输卵管伞端粘连，打开部分闭锁的输卵管远端。输卵管造口术可通过重建输卵管开口而恢复生育能力，也可用于治疗由于输卵管积水而引起的盆腔疼痛。

（二）鉴别诊断

输卵管远端受损表现为部分性或完全性输卵管闭锁。其最常见的病因为感染后粘连，亦可由于术后粘连或子宫内膜异位症导致的瘢痕挛缩所致。盆腔粘连性疾病也会导致输卵管功能受限，可在不影响输卵管伞端的情况下限制输卵管与卵巢的相互作用。

二、影像学检查与其他诊断方法

子宫输卵管造影（hysterosalpingogram，HSG）容易发现输卵管远端阻塞，但存在假阳性、假阴性的结果。其结果可能将正常输卵管判定为梗阻，反之亦然。中、重度输卵管积水也可以通过经阴道超声、子宫输卵管超声（hysterosalpingo-contrast sonography，HyCoSy）[2]，核磁共振成像或盆腔 CT 诊断，不过后两者对输卵管病损的诊断敏感性相对较低。

三、术前准备

通过 HSG 或超声检查评估输卵管病损的严重程度有助于对患者进行术前咨询。手术修复输卵管积水的成功率直接与输卵管积水的严重程度相关，继而与术后妊娠率及输卵管伞端再次闭锁的概率相关[3]。合并子宫内膜异位症可能降低手术成功率。术前应告知患者在手术时可能的发现和必要的治疗，包括可被修复的轻度输卵管病损及不可修复的需行输卵管切除术的严重病损。

当存在输卵管严重病损的情况时，手术修复后妊娠的可能性极低，而输卵管伞端可再次闭锁导致输卵管积水再次形成，进而降低 IVF 助孕成

五、操作步骤与技巧

（一）输卵管及卵巢周围粘连分离

■ 首先需要恢复输卵管和卵巢之间的正常解剖关系，包括分离卵巢与子宫、侧盆壁间所有粘连。输卵管壶腹部经常附着在卵巢上，分离此处粘连时需十分小心避免损伤输卵管系膜而导致严重出血，继而需要电凝止血。应避免过度电凝，以减少血管损伤和粘连复发的概率

功率和（或）出现盆腔痛。这种情况下，行输卵管切除术对患者有益。

四、手术治疗

■ 手术修复输卵管积水的主要指征是要求生育力保护。首选腹腔镜手术，也可选择开腹手术，因腹腔镜手术后盆腔粘连发生率低而更推荐使用。输卵管整形术需轻柔操作，使用机器人辅助的腹腔镜手术操作修复效果更佳。手术步骤包括粘连分离以恢复正常的卵巢/输卵管解剖关系，确定输卵管伞端位置并造口。最后将外翻的输卵管伞端边缘缝合固定到输卵管浆膜上。

■ 输卵管造口术有不同的术式，其中成功率和受孕率最高的术式是将输卵管开口进行缝合固定[3]。

体位

■ 与其他妇科腹腔镜手术一样，患者取膀胱截石位。宫腔内放置一个可同时进行输卵管通液的举宫装置，如 Clear View®（Clinical Innovations，Murray，UT）、HUMI®（Cooper Surgical，Trumbull，CT）、ZUMI™（Cooper Surgical，Trumbull，CT）或 Kronner Manipujector®（Cooper Surgical，Trumbull，CT）等，既可进行举宫，也可进行输卵管通液。建议使用深色溶液，由 10ml 0.8% 的靛蓝溶液（两支）和 100ml 生理盐水混合而成。

（技术图 4-8）。

（二）输卵管伞端定位

■ 通过输卵管通液使整个输卵管蓝染以便显示伞端所在位置。当输卵管伞端部分闭锁时，可能有部分伞端暴露。宫腔操作有时可能导致宫角堵塞，造成输卵管无法充盈导致假阳性结果。由于输卵管梗阻诊断的假阳性率高，而且会建议手术复通。亦可后续随访复查 HSG 确认。

（三）确定切口位置及方向

- 最简单的方式是在输卵管远端做 3～4 个放射状切口。输卵管管壁无明显增厚的近正常输卵管中，沿 3 个方向行放射状切口手术效果好。厚壁输卵管通常适用于沿 4 个方向切开。尽量选择血管较少的区域切开（技术图 4-9）。

（四）输卵管远端切开并外翻

- 手术的目的是开放输卵管并使其保持通畅，因此应尽可能避免使用电刀。应使用剪刀切开而非电刀。第一次剪开输卵管壁通常仅能打开浆膜层，继续剪才能打开较厚的肌层和黏膜层。根据最终翻伞方向确定其他各切口位置（技术

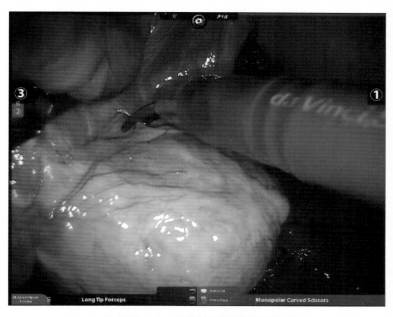

▲ 技术图 4-8　分离输卵管卵巢周围粘连

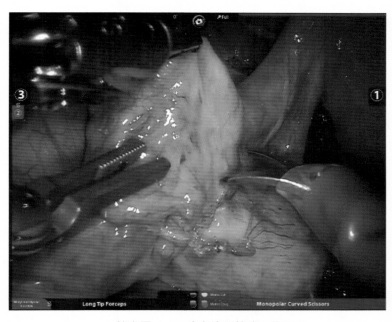

▲ 技术图 4-9　确定输卵管造口位置

图 4-10 和技术图 4-11)。

■ 使用低功率双极或单极电刀沿着切口创面精确止血。使用微型双极或 Maryland 双极器械，可在准确止血的同时最大限度减少组织损伤。也可用单极剪刀尖端电凝止血。使用 15～20W 的低功率器械，尽量减少热损伤。少量的渗血可暂观察以减少能量器械的使用（技术图 4-12)。

（五）判断输卵管黏膜功能

■ 冲洗输卵管管腔检查输卵管黏膜，健康的输卵管黏膜数量直接关系到输卵管功能。正常输卵管管腔色红且厚，其内壁被皱襞均匀覆盖。反之，若管腔色淡粉且光滑则提示该输卵管缺少

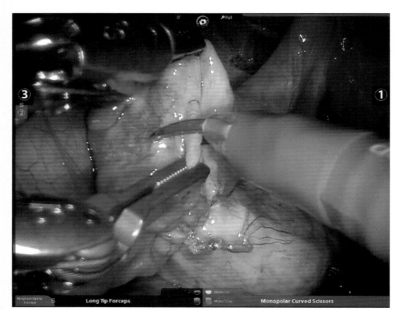

▲ 技术图 4-10 剪开输卵管远端

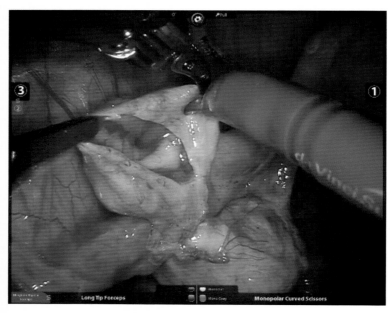

▲ 技术图 4-11 输卵管远端第一个切口

正常的黏膜且无功能。

- 即使输卵管内仅存在少量呈粉色或红色的黏膜组织，保留输卵管并进行修复仍可恢复其功能。但若输卵管内完全没有功能性黏膜，则不应进行修复而应行切除术（技术图 4-13 ）。

（六）将输卵管边缘缝合至输卵管壶腹部表面浆膜层

- 如决定行输卵管整形术，应将输卵管伞端纤毛处外翻缝合于输卵管浆膜面。可以使用小型号的可吸收线或单丝线缝合。较细的缝合线便于

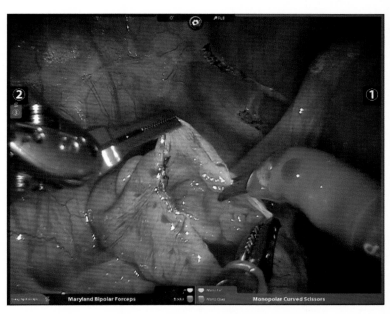

▲ 技术图 4-12　第二个切开方向与首个切口垂直

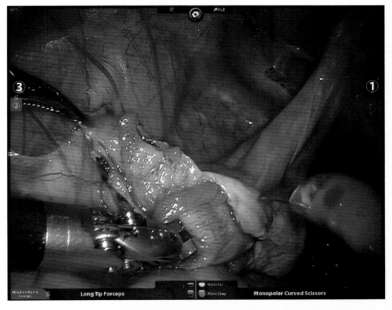

▲ 技术图 4-13　检查输卵管腔内是否存在正常红色黏膜。该图中的输卵管内仅有中等量正常黏膜，仍适合行输卵管整形术

打结，并可减少炎症反应和粘连的形成。推荐使用 5-0 可吸收缝合线（Monocryl®/Biosyn™），配合小型角针，如 RB-1（Ethicon Inc.，Somerville, NJ）或 CV-23（Covidien, Medtronic Minimally Invasive Therapies，Minneapolis，MN）（技术图 4-14）。

- 将伞端外翻并确定浆膜面的缝合位置，在定位处进针穿过浆膜浅层，将缝线穿过输卵管伞端边缘，从外向内缝合，穿过外侧浆膜层和肌层。应避免穿透黏膜层，但输卵管壁薄时则难以避免。打结并剪断线尾（技术图 4-15）。

- 围绕着输卵管新的开口，对每一个外翻的伞瓣

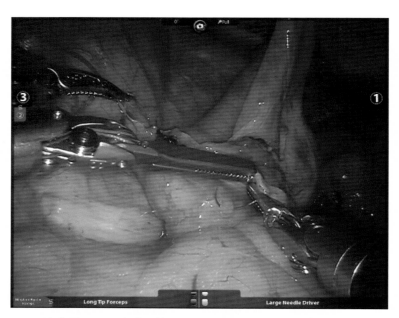

▲ 技术图 4-14　由输卵管伞端边缘处外翻并缝合于输卵管浆膜层

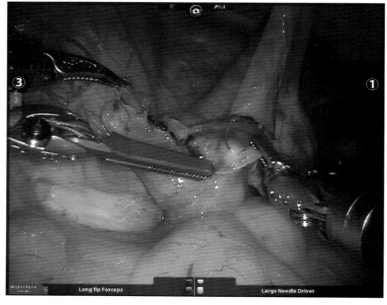

▲ 技术图 4-15　缝线穿过输卵管伞端边缘。图中输卵管壁薄，需全层穿过

重复同样的缝合过程，防止其向管腔内回缩。缝合3～6针不等，以使输卵管所有边缘完全外展。有明显炎症的输卵管管壁增厚，会增加外翻的难度，每一叶伞瓣需要缝合2～3针，以保持边缘呈外翻状态（技术图4-16和技术图4-17）。

（七）预防粘连

辨清解剖结构，减少创伤，谨慎使用电器械是预防术后粘连形成的关键。推荐使用Interceed®（Ethicon Inc.，Somerville，NJ）预防术后粘连，但所有防粘连材料的有效性都是有限的。将1/2块标准3in×4in材料包裹于输卵管远端，形成输卵管的"保护套"。然后将剩余的1/2块材料包裹卵巢下方，以便在术后愈合过程使输卵管与卵巢、侧盆壁隔离。

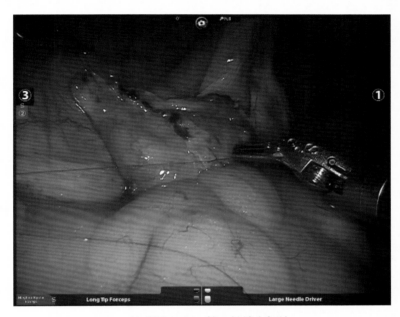

▲ 技术图4-16　第一针缝合打结

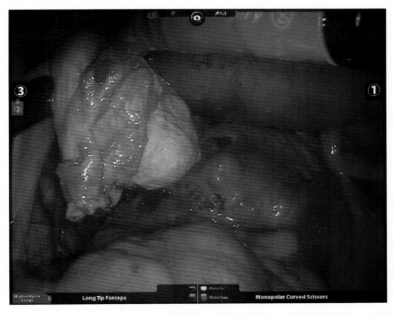

▲ 技术图4-17　完成的输卵管造口，按需要的针数进行缝合以维持其通畅性（本例中为5针）

六、经验与教训

（一）术中决策

○ 需评估是否存在有活力的输卵管黏膜以及修复后输卵管–卵巢相互作用。

○ 对无法修复的输卵管建议行切除术。

✖ 反复输卵管整形术会降低受孕率，不建议尝试。

（二）手术操作

○ 谨慎使用电器械可避免血管损伤及术后粘连形成。

○ 打开输卵管远端，形成 3～4 个 "小叶"，将其外翻并缝合到输卵管表面。

（三）术后决策

○ 如术后 3～4 个月仍不孕，可以进行 HSG 检查输卵管通畅性。

✖ 术后输卵管的通畅不预示其功能正常。

✖ 术后异位妊娠风险为 10%～13%[3]。

七、术后护理

患者术后即可试孕，如术中置入 Interceed®，其持续存在时间为 1 个月（根据制造商说明书）。如术后 3～4 个月仍不孕，可以进行 HSG 检查输卵管通畅性。术后输卵管的通畅不代表其具有正常功能。

如果患者术后经指导同房 6～12 个月仍不孕，建议行体外受精（IVF）助孕。

八、预后

■ 术后受孕概率与输卵管病损的严重程度（包括输卵管扩张程度、输卵管壁厚度、是否存在有活性的输卵管黏膜），以及与卵巢粘连程度相关[3]。

■ 曾有异位妊娠或输卵管手术史的患者术后妊娠率低。

■ 术后 1 年活产率为 14%～23%，术后 2 年为 20%～34%[3]。

■ 输卵管造口术后的异位妊娠风险为 10%～13%，因此患者受孕后需严密随诊。

九、并发症

■ 术后输卵管再次闭锁，需要二次手术行输卵管切除术。

■ 术后粘连形成会限制输卵管功能。

■ 异位妊娠。

参 考 文 献

[1] Zeyneloglu HB, Arici A, Olive DL. Adverse effects of hydrosalpinx on pregnancy rates after in vitro fertilization–embryo transfer. *Fertil Steril.* 1998;70:492–499.

[2] Saunders RD, Nakajima ST, Myers J. Experience improves performance of hysterosalpingo-contrast sonography (HyCoSy):

a comprehensive and well-tolerated screening modality for the subfertile patient. *Clin Exp Obstet Gynecol.* 2013;40(2):203–209.

[3] Audebert A, Pouly JL, Bonifacie B, et al. Laparoscopic surgery for distal tubal occlusions: lessons learned from a historical series of 434 cases. *Fertil Steril.* 2014;102(4):1203–1208.

第三节　输卵管切除术

Travis W. McCoy　著

王琳琳　杨 艳　译

一、总体原则

定义

输卵管切除术是指由于各种原因切除输卵管，包括绝育、异位妊娠、输卵管积水，或由于粘连、子宫内膜异位症或其他盆腔病变造成的输卵管不可逆损伤。

二、影像学检查与其他诊断方法

- 严重的输卵管病变可以在 HSG 中表现出来，超声检查也可发现明显的输卵管积水。

三、术前准备

- 根据术前检查提示输卵管病损的严重程度，可以与患者讨论是否尝试输卵管整形术或输卵管切除术。

- 输卵管积水可导致液体回流至宫腔从而降低生育率[1]。因此，应完整切除积水的输卵管，或将其与宫角分离。在异位妊娠的治疗中应切除整个输卵管，因为任何部分输卵管的保留均可以发展为功能性输卵管积水。

四、手术治疗

- 有报道显示输卵管切除与卵巢功能下降有关[2]。这是由于输卵管系膜中侧支血管受损引起的。亦有其他研究表明无明显相关性[3]。由于其可能存在的相关性，在行输卵管切除术时应尽量减少对输卵管系膜血管的损伤，尽量贴近输卵管切断输卵管系膜。

- 所使用的器械应可以紧贴输卵管，并尽量减少电器械的使用。推荐使用超声刀，但使用 20～25W 的单极剪刀亦可行。

体位

- 与其他妇科腹腔镜手术一样，患者取膀胱截石位。最好在宫腔内放置一个可同时进行输卵管通液的举宫装置，便于在存在致密粘连时显示输卵管边界。如 ClearView®（Clinical Innovations，Murray，UT）、HUMI®（Cooper Surgical，Trumbull，CT）、ZUMI™（Cooper Surgical，Trumbull，CT）或 Kronner Manipujector®（Cooper Surgical，Trumbull，CT）等设备，既可进行举宫，也可进行输卵管通液操作。建议使用深色溶液，由 10ml 0.8% 的靛蓝溶液（两支）和 100ml 生理盐水混合而成便于显示输卵管。

五、操作步骤与技巧

（一）确定方案

- 输卵管切除术可选择从输卵管近端或远端开始。当由远端向近端切除时可减少意外切断输卵管

系膜与骨盆漏斗（infundibulopelvic，IP）韧带融合处卵巢血供的可能性。

- 在输卵管远端严重受损或变形的情况下，由近端开始可更好地辨认出输卵管，逐步切除。

（二）手术步骤

1. 由输卵管远端向近端切除

- 钳夹输卵管远端向前腹壁提起，最大可能远离卵巢，辨清输卵管系膜，使用超声刀或剪刀尽可能贴近输卵管管芯进行剪切（技术图 4-18）。

- 继续贴近输卵管管腔，向近端方向切（技术图 4-19）。

- 在靠近宫角处横断切下输卵管（技术图 4-20）。

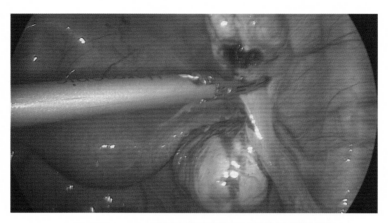

▲ 技术图 4-18　提起输卵管远端并切断输卵管系膜

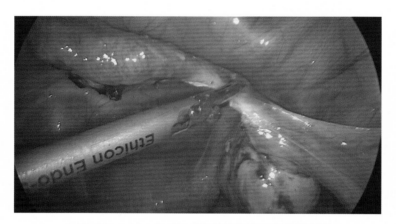

▲ 技术图 4-19　近端贴近输卵管腔切断输卵管系膜

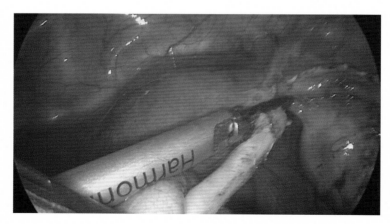

▲ 技术图 4-20　在靠近宫角处横断切下输卵管

2. 由输卵管近端向远端切除

- 在输卵管远端严重受损或变形的情况下，由近端开始向远端切除输卵管更便于操作。

- 在近宫角处切断输卵管，然后钳夹并提起输卵管断端。小心提起输卵管因为输卵管系膜组织脆弱易被撕裂而导致出血（技术图 4-21）。

- 紧贴输卵管管芯分离切断输卵管系膜（技术图 4-22）。

- 当切至近输卵管壶腹部时，再次牵拉并上提输卵管以增加张力，使操作区域远离卵巢血供（技术图 4-23）。

- 切至输卵管最后 1～2cm 处时需特别注意，此处输卵管系膜与骨盆漏斗韧带融合，尤其当输卵管在卵巢附近有瘢痕粘连时极易损伤卵巢血管而导致出血。此时为了控制出血而采取的措施很难不损伤卵巢血流。

3. 输卵管系膜止血

- 切下输卵管后，应观察输卵管系膜是否出血，通常为静脉渗血。降低气腹压力有助于观察出血。

- 使用单极或双极钳准确电凝以完全止血。

（三）严重粘连的病例

- 有时输卵管远端与卵巢、肠管、子宫或侧盆壁致密粘连。很难辨别输卵管与其他器官之间的界限。

- 这时可从近端至远端外侧尽可能多的切除输卵

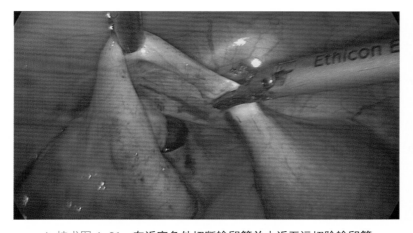

▲ 技术图 4-21 在近宫角处切断输卵管并由近至远切除输卵管

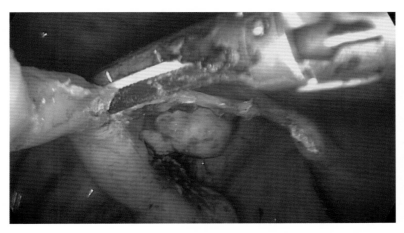

▲ 技术图 4-22 牵拉输卵管，紧贴输卵管管芯切断输卵管系膜

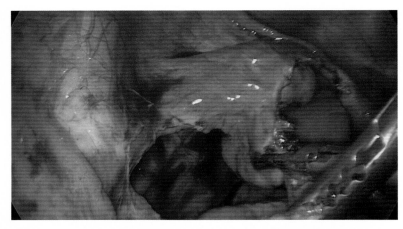

▲ 技术图 4-23　向内侧牵拉输卵管有助于明确输卵管远端位置，并远离卵巢血管

管。纵向剖开远端剩余部分管腔以切除大部分可识别的输卵管，留下小部分。这样既能避免损伤周围的组织，同时打开管腔，防止输卵管积水再形成。

六、经验与教训

○ 完整切除输卵管，不残留近端或远端部分。

○ 尽量贴近管芯切除输卵管，以减少对卵巢侧支血管的损伤。

○ 在输卵管系膜与骨盆漏斗韧带融合处切断输卵管远端时需小心避免损伤卵巢血管。

○ 如果存在严重粘连导致解剖结构异常，可自输卵管近端开始切，将其与子宫分离，留下远端的部分。纵向打开远端组织，并尽可能切除可识别的管腔，以防止积水再形成。

七、术后护理

■ 如仅切除一侧输卵管，患者术后即可尝试妊娠；如切除双侧输卵管，则需 IVF 助孕。

八、并发症

■ 对输卵管 – 卵巢血管交通支的过度损伤，可能会损伤卵巢功能。

■ 输卵管远端系膜可能与骨盆漏斗韧带融合，切除此部位可能会损伤卵巢血供。

参考文献

[1] Zeyneloglu HB, Arici A, Olive DL. Adverse effects of hydrosalpinx on pregnancy rates after in vitro fertilization–embryo transfer. *Fertil Steril.* 1998;70:492–499.

[2] Gelbaya TA, Nardo LG, Fitzgerald CT, et al. Ovarian response to gonadotropins after laparoscopic salpingectomy or the division of fallopian tubes for hydrosalpinges. *Fertil Steril.* 2006;85(5):1464–1468.

[3] Xi W, Gong F, Tang Y, et al. Ovarian response to gonadotropins after laparoscopic salpingectomy for ectopic pregnancy. *Int J Gynaecol Obstet.* 2012;116(2):93–96.

第四节　输卵管吻合术

Travis W. McCoy　著

王琳琳　杨　艳　译

一、总体原则

（一）定义

■ 输卵管吻合术，也称输卵管复通术，是通过手术的方式重新连接输卵管的远端和近端部分以恢复生育能力。

（二）非手术管理

■ 体外受精技术也可使输卵管绝育或输卵管梗阻的患者受孕，是输卵管吻合术的一种替代方法。

二、影像学检查与其他诊断方法

■ 影像学检查通常无法判定患者是否适合接受输卵管吻合术。HSG 可以显示梗阻程度和近端长度，但不是决定因素。可在术前行经阴道超声检查以评估其他病理改变，如发现子宫肌瘤等。

三、术前准备

■ 确定患者是否适合该术式的最重要因素是其既往所行输卵管绝育术的类型。明确既往手术类型、所切除输卵管的长度以及病理报告都是非常有必要的。

■ 一般来说，切除或破坏的输卵管长度越短，吻合术后功能恢复的概率越高。由于越靠近输卵管近端，其管腔直径越细。因此，切除的管腔越长，两侧断端管腔的直径相差越大。这种管腔直径的差异使输卵管吻合术更具有挑战性。并且输卵管长度越短，越限制其与卵巢间的相互作用，从而影响输卵管功能。虽然长度较短的输卵管亦能受孕，但吻合术后的输卵管长度与妊娠率有相关性[1]。

■ 有些患者由于电凝损伤输卵管的程度大而导致输卵管吻合更困难，手术成功率也更低。这些患者更适合接受体外受精技术。

■ 在没有既往手术记录的情况下，在手术前进行诊断性腹腔镜检查可能比在不知道输卵管状况的情况下尝试输卵管吻合获益更大。

四、手术治疗

■ 输卵管吻合术可通过开腹小切口或腹腔镜手术进行。无论是开腹或腹腔镜手术，手术步骤都是相同的。

（一）体位

■ 对于小切口开腹手术，患者可取仰卧位或膀胱截石位。在这两种情况下，都应放置举宫装置，以便在手术过程中进行通液检查。如 Clear View®（Clinical Innovations，Murray，UT）、HUMI®（Cooper Surgical，Trumbull，CT）、ZUMI™（Cooper Surgical，Trumbull，CT）或 Kronner Manipujector®（Cooper Surgical，Trumbull，CT）等设备。

（二）方法

■ 腹腔镜手术可以使患者快速恢复，但可能需要更长的手术时间和更高水平的腹腔镜手术技巧。腹腔镜手术可能涉及使用机器人臂辅助操作。小切口的开腹手术通常作为门诊手术。以上两种手术方式均可行，均需要显微手术技巧，且腹腔镜手术需要更熟练技术的腹腔镜外科医生。两种术式的生育率相似，小切口开腹手术具有更高效益成本比。

五、操作步骤与技巧

（一）暴露术野及切口位置

- 对于小切口开腹手术，可行 6～8cm 横向皮肤切口。超重或肥胖患者的切口可相对延长。可采用垂直筋膜切口，以减少术后疼痛，有助于术后患者早期恢复。使用自动切口牵开器（Alexis® Wound Retractor，Applied Medical，Rancho Santa Margarita，CA）有助于术野暴露。将圆韧带缝合至同侧切口皮肤边缘中线，牵拉并使子宫稍偏向该侧，更有助于暴露。

- 在腹腔镜手术中，除了脐部带有摄像头的穿刺口外，通常还需 4 个穿刺口（每侧 2 个）。在机器人辅助的手术中，其中一个将被用作辅助操作口，使用一个 8mm 穿刺器，以便缝线通过（技术图 4-24）。

（二）粘连分离与输卵管的活动性

- 小心分离所有输卵管的粘连，输卵管断端应充分游离并相互靠近（技术图 4-25A）。

- 游离输卵管系膜，使输卵管断端相互靠近并连接。不需要将输卵管系膜从输卵管断端分离（技术图 4-25B）。

（三）打开输卵管的断端

- 在对输卵管远端操作之前，应先打开输卵管近端部分，以检查输卵管通畅性。输卵管通液时从近端流出的液体可将输卵管远端的部分向外推，并使输卵管蓝染（技术图 4-26A）。

- 钳夹输卵管断端，并向远侧牵拉，然后切开输卵管断端组织（通常需要 1～2mm 的距离才能去除瘢痕组织并到达管腔）。如果未到达管腔，则应继续切开，直至到达并使管腔开放，并且没有肉眼可见的瘢痕组织。出血通常来自管壁

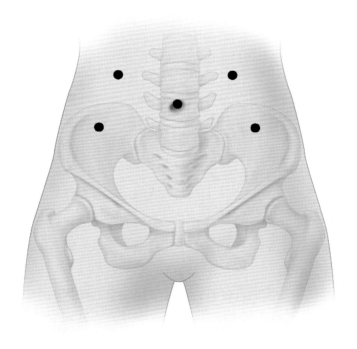

▲ 技术图 4-24　腹腔镜手术中腹部穿刺口的位置
如果使用机器人辅助，右上象限穿刺口可作为辅助操作

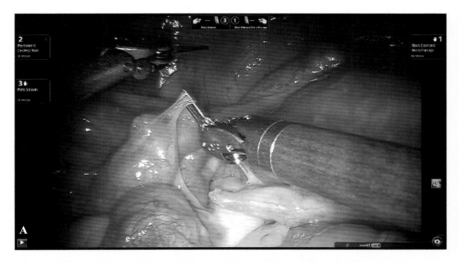

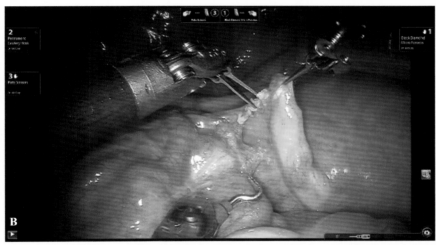

▲ 技术图 4-25 游离输卵管断端

A. 分离靠近远端管腔的粘连；B. 剪开输卵管系膜游离输卵管断端

肌层的小血管，可使用微型双极或单极电凝止血，并尽量选择低功率（通常为 10～12W）进行（图 4-26B）。

■ 通常输卵管远端的开口位置没有近端明确。将小导管（5F 儿科喂养管）通过输卵管伞端向近端闭锁处缓缓置入，在指引下找到输卵管断端开口位置。远端开口的大小应刚好与近端输卵管开口的大小相当（图 4-26C）。

■ 在进行输卵管吻合前，其两个断端应彻底止血。

（四）吻合输卵管断端

■ 缝合输卵管系膜，可折叠边缘使输卵管断端靠近。宜选用小直径缝合线（如 7-0 单丝缝合线）

（Monocryl® 或 PDS®，Ethicon，Inc.，Somerville，NJ）（技术图 4-27A）。

■ 缝合线不应过度拉紧，只要使输卵管断端相互靠拢即可。将缝线打结，留着针线，可在最后以连续缝合的方式重新对合输卵管浆膜层及肌层。

■ 此时，输卵管断端应相互靠近，准备重新对接（技术图 4-27B）。

（五）固定缝合输卵管管腔

■ 用于输卵管吻合的缝线应细且无反应性。推荐 8-0 号 Ethilon® 尼龙 或 Prolene®（Ethicon，Inc.，Somerville，NJ）小锥形针（针长 6～8mm）。黑

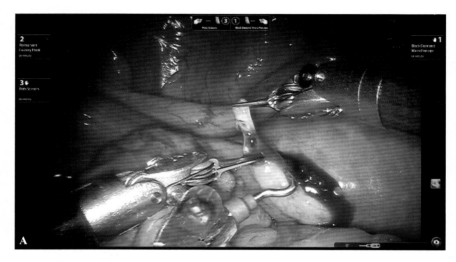

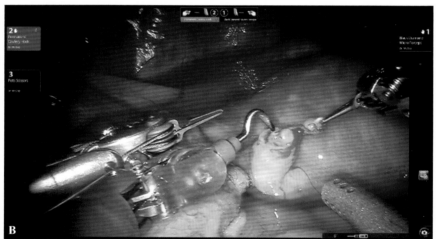

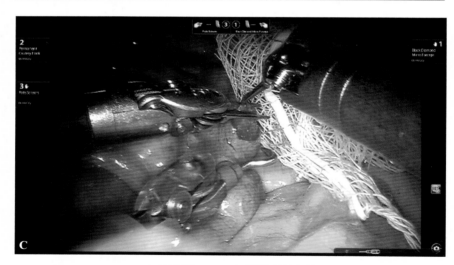

▲ 技术图 4-26 **打开输卵管断端**

A. 打开近端输卵管，观察染色液体是否流出顺畅；B. 单极电凝小血管；C. 打开远端输卵管断端，先剪开浆膜层，再剪开管腔

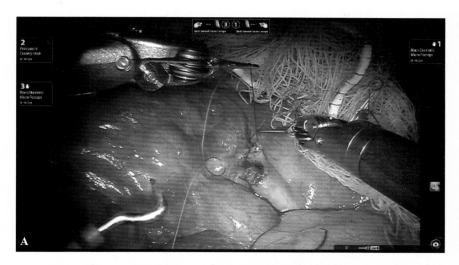

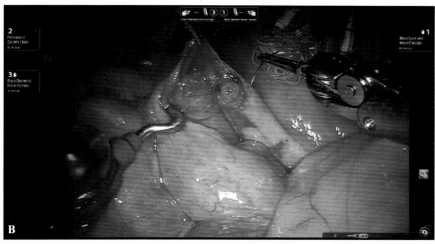

▲ 技术图 4-27 缝合输卵管系膜

A. 缝合输卵管系膜边缘，以吻合输卵管断端；B. 调整输卵管断端，准备缝合管腔

色尼龙缝线颜色对比明显便于辨认，而且有助于缝线打结。

- 进针顺序应该从外到内，再从内到外，以便在管腔外侧打结，应系平方结。
- 对于小直径管腔，如峡部 – 峡部再吻合，仅需缝合 4 针。对于大直径管腔，如远端峡部 – 近端壶腹部的较大开口，可能需要缝合 5～6 针。缝线应均匀分布在管腔周围，必要时尽可能增加缝合以完全关闭管腔。
- 缝合线应穿过小部分肌层及部分管腔组织。尽可能避免完全穿透管腔。这点在缝合输卵管峡

部时容易实现，因为此处肌层及管腔较为突出；但在远端进行缝合时难以实现，缝线可能需要穿透管腔。

- 确保输卵管处于自然解剖位置，且不会相互旋转成角。通常先缝合最下方的位置，并将缝线放于靠近输卵管系膜的一侧（技术图 4-28A）。先将第一条缝线拉紧打结，因为在完成其他缝合后就很难操作了。打结的松紧应达到足以将输卵管断端边缘连接在一起为宜。这种精细的缝线只需 3～4 个结来固定。剪断缝线末端。
- 剩下的缝合应在输卵管周围等距进行。线尾应

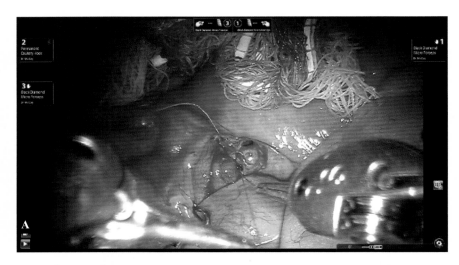

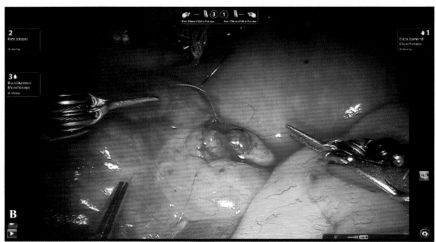

▲ 技术图 4-28　吻合输卵管管腔

A. 输卵管最下方应第一针缝合，由外向内再由内向外进针，首先将此针打结，并将线结留在输卵管外侧；B. 继续缝合 3 针对合输卵管腔，将线摆放到位后再打结

剪至 2～3cm，并纵向放置以确保整齐。当剩余的缝合都完成后，再准备逐个打结（技术图 4-28B）。

（六）缝合 / 关闭管腔

- 将剩余的缝合线由后至前围绕管腔周围依次打结。
- 打结后缝线之间的任何缝隙都可以用缝合加固。这种附加缝合时应小心操作，缝合浅层以保证不穿透管腔。
- 在完成所有缝合打结后，应行输卵管通液术以显示整条输卵管。吻合口出现任何明显的渗漏都应额外缝合加固。

（七）必要时加固输卵管肌层

- 在成功闭合输卵管管腔后，可间断缝合输卵管肌层，增加管壁强度，因为管腔缝合仅用于对合管腔（技术图 4-29）。
- 可依旧使用 8-0 尼龙线或稍粗的 7-0 PDS® 缝线（Ethicon，Inc.，Somerville，NJ）进行缝合。一般来说，可能需要 3～5 针来加固输卵管。

（八）关闭浆膜层

■ 在输卵管吻合到位后，用最先缝合输卵管系膜近端的缝线闭合输卵管浆膜层，也可以使用单独的缝线。关闭输卵管浆膜层可以采用连续缝合的方法，从输卵管系膜一侧开始，绕过输卵管，最后到达输卵管系膜的另一侧并打结（技术图 4-30）。

（九）确认输卵管通畅性

■ 输卵管吻合完成后，使用适当压力的输卵管通液术确认输卵管的通畅性（技术图 4-31）。

（十）对侧输卵管的操作

■ 对侧输卵管的手术操作步骤相同。为了行输卵管通液，先吻合的输卵管需要在宫角处进行阻塞。不应使用夹子或抓钳直接夹闭管腔。可使用器械的钝端弯曲输卵管，使其靠在宫角处，从而阻塞输卵管开口。

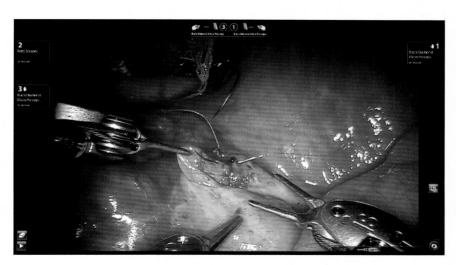

▲ 技术图 4-29　缝合管腔后，缝合肌层以进行加固

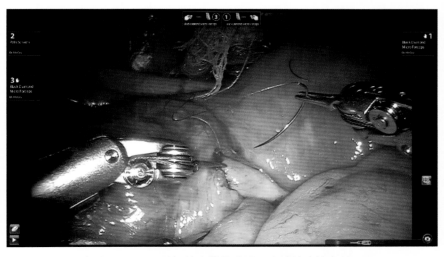

▲ 技术图 4-30　关闭输卵管浆膜层，连续缝合输卵管一周

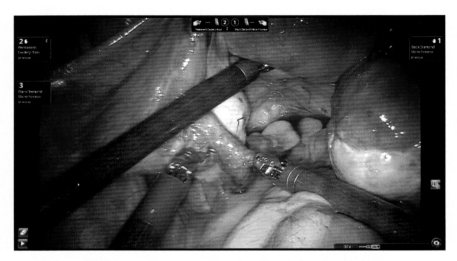

▲ 技术图 4-31　吻合术后进行输卵管通液确认输卵管通畅性

六、经验与教训

○ 术前咨询非常重要，包括明确既往所行输卵管结扎的类型，以及告知术后估计的受孕概率。

○ 采用显微外科技术，包括精准止血、轻柔操作和避免组织损伤。

○ 首先打开输卵管近端开口，然后打开输卵管远端开口，并使两者开口大小一致。

○ 使用 8-0 尼龙线或 Prolene® 缝合线缝合 4 ～ 6 针吻合管。

○ 在关闭浆膜层前使用单独的缝线来加固输卵管肌层。

七、术后护理

■ 对于小切口手术，术后患者可以出院回家。使用长效局部麻醉剂（0.25% 盐酸布比卡因）浸润筋膜和皮下组织是有效的。

■ 患者术后可在下一个月经周期试孕。

■ 由于异位妊娠的风险增加，患者应注意在妊娠后尽早进行评估。

八、预后

■ 一项大样本研究显示，在行腹腔镜双侧输卵管

吻合术的 1118 例患者中，55% 的患者在 5 年内获得活产 [1]。根据患者年龄和手术结果，分娩率为 42%～65%，输卵管通畅率为 88%，平均妊娠时间约为 8 个月，异位妊娠率约为 4%。

九、并发症

■ 术后瘢痕形成可导致吻合口处输卵管闭合或形成输卵管 - 卵巢粘连。

参 考 文 献

[1] Kim SH, Shin CJ, Kim JG, et al. Microsurgical reversal of tubal sterilization: a report on 1,118 cases. *Fertil Steril.*　1997;68(5):865–870.

卵 巢
Ovary

第5章

妇科手术技巧：生殖
内分泌学与不孕症

Operative Techniques in
Gynecologic Surgery:
Reproductive
Endocrinology
and Infertility

第一节　卵巢囊肿剔除术

Travis W. McCoy　著

张新宇　杨　艳　译

一、总体原则

（一）定义

卵巢囊肿是常见的盆腔内异常病变。卵巢囊肿可由生理性功能因素所致，如卵巢滤泡囊肿和黄体囊肿，此类生理性囊肿会自行消失或在应用中枢性促性腺激素抑制后消失。病理性卵巢囊肿多是子宫内膜异位症或卵巢肿瘤。

（二）鉴别诊断

盆腔内的囊性结构可能被误认为卵巢肿物，例如输卵管积水或盆腔粘连导致的局部液体积聚（假性囊肿形成）。

（三）非手术管理

卵巢囊肿通常可观察 4～8 周，生理性囊肿可能在此期间内消退。若发生卵巢扭转或卵巢囊肿出血导致了腹腔积血，则需急诊手术处理。

二、影像学检查与其他诊断方法

经阴道超声检查是诊断卵巢囊肿的一线检查方式。若不能明确肿物来源或无法提供满意的显像结果，MRI 检查可能有所帮助。

三、术前准备

- 术前完善影像学检查，指导评估手术的预期结果。卵巢子宫内膜异位囊肿经常伴有盆腔子宫内膜异位病灶的种植及盆腔粘连，而且常常已达中重度。这种情况下应计划将相关的病灶同时切除。

- 患者应被告知卵巢囊肿剔除术对卵巢储备功能的影响。卵巢子宫内膜异位囊肿术后卵巢储备功能降低的风险更高[1]。

四、手术治疗

- 当卵巢肿物持续存在，同时无可疑恶变征象时，应考虑行卵巢囊肿剔除术。术前通常经过一段时间的观察和影像学随访。

（一）体位

- 与其他妇科腹腔镜手术一样，患者体位采用标准的膀胱截石位。应用举宫器协助调整子宫位置。

（二）方法

- 卵巢肿物治疗优选腹腔镜手术。机器人辅助腹腔镜有利于切除体积较大的肿物，及治疗重度子宫内膜异位症患者。

- 多数手术需要 3 个腹腔镜穿刺操作口，此外还需腹腔镜镜头穿刺口。经典的穿刺位点为腹部右下及左下象限穿刺点和耻骨上穿刺点，如此可允许 2 个器械钳抓卵巢组织，再应用第 3 个器械牵拉卵巢囊肿壁。

五、操作步骤与技巧

（一）分离卵巢周围粘连

■ 若卵巢与侧盆壁粘连，应分离粘连。通常可钝性分离卵巢与侧盆壁间粘连，若粘连致密，应使用剪刀剪开粘连。

（二）设计进入卵巢的切口

■ 子宫内膜异位囊肿经常来自卵巢及侧盆壁间的子宫内膜异位病灶种植，导致卵巢内陷。将卵巢囊肿提出骨盆会破裂。将破口处轻轻扩大，便于剔除囊壁。破口处为囊肿壁与卵巢皮质融合的部位，因而在此处的囊肿壁边缘并不明显。

■ 在其他囊肿中，最透明处，最容易打开。与在表面覆盖致密白色卵巢组织处开口相比，透明处开口可减少对正常卵巢皮质的损伤。

■ 体积较大的卵巢囊肿带有较大的半透明区域，沿白色卵巢皮质与菲薄的卵巢囊肿壁交界处切开有助于分离，其表面覆盖的菲薄、半透明的卵巢组织大多会随囊肿壁一起被剥除。

（三）打开卵巢的外表面

■ 用单极剪刀打开卵巢的外表层。将剪刀张开并用一叶刀头小心电切切开卵巢外层（技术图 5-1）。在理想情况下，仅切开卵巢外层，暴露出卵巢外表面及卵巢囊肿壁间的分界面。而多数情况下，卵巢囊肿壁无法被清晰地分离出来，直到进入卵巢囊肿内。

（四）暴露卵巢外层与卵巢囊肿壁间隙

■ Maryland 抓钳或其他细头钳可用于钝性分离卵巢囊肿壁及卵巢组织（技术图 5-2），如果操作间隙不易暴露，可能切口过浅，必要时需进一步切开卵巢外层。

（五）切开卵巢囊肿

■ 在理想情况下，卵巢囊肿可在不破裂的情况下完整剥离，但这种情况常难以实现。如果卵巢组织与卵巢囊肿壁间隙不易暴露，且囊壁未破，可有意地切开囊肿（技术图 5-3）。囊肿内容物应吸出并冲吸干净。在剥除卵巢皮样囊肿时，应注意避免不必要的囊肿内容物溢出，因其可导致腹膜炎和盆腔粘连形成[2]。在处理卵巢皮样囊肿时，建议应用大量液体（> 3L 生理盐水）冲洗盆腹腔以减少不良后遗症发生。

（六）剥离卵巢囊肿壁

■ 使用两把抓钳固定卵巢组织边缘，用 Maryland 分离钳钳夹囊肿壁，并小心将其与卵巢壁分离

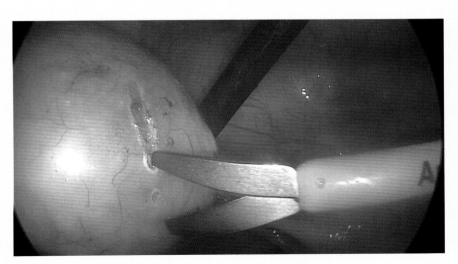

▲ 技术图 5-1　单极剪刀切开卵巢表面

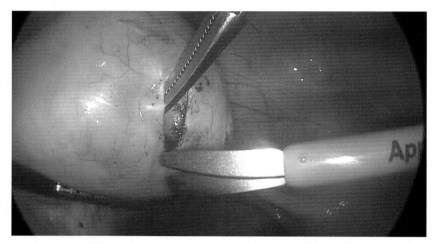

▲ 技术图 5-2 钝性分离卵巢组织及卵巢囊肿壁间隙

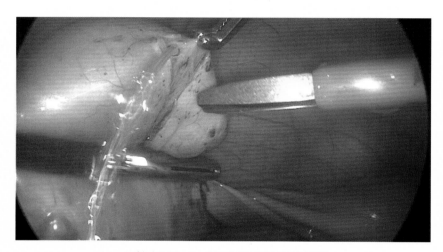

▲ 技术图 5-3 打开卵巢囊肿引流囊液

（技术图 5-4）。很重要的一点是，在分离过程中抓钳应尽可能靠近剥离的部位，确保在正确的层次剥离囊肿（技术图 5-5）。小范围出血可用单极或双极电凝钳尖端电凝止血。

■ 若出血较多，则提示分离未在适当的层次。在这种情况下，应尝试在靠近囊肿侧分出一个层次。如果较浅的切口不容易辨认，可以把注意力转移到其他部位重新切开。在分离困难的区域，改为从囊肿的另一侧切开，通常使操作变得更容易。

■ 大面积的出血可用双极电凝或缝合止血。两种方式均为有效的止血方法，关于两者哪一种对卵巢储备功能影响更小，目前尚存争议[3, 4]。如使用电凝止血，建议准确判断，针对性止血。

■ 在一些病例中，某些部位囊肿壁的剥除有明显损伤卵巢组织的风险。这种情况下，尽可能小心剥离囊壁，并将游离的囊壁切除，同时对残留的囊壁组织进行电凝（技术图 5-6）。

（七）止血与缝合

■ 冲洗和探查卵巢组织，确保剥离面完全止血（技术图 5-7）。电凝钳尖端电凝出血灶以完全止血。

■ 较大卵巢囊肿剥离后，用细的可吸收缝线（4-0 Vicryl®，Ethicon，Inc.，Somerville，NJ）缝合

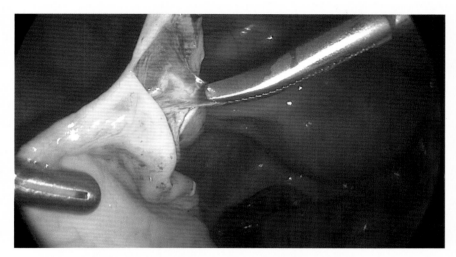

▲ 技术图 5-4 开始牵拉囊，与卵巢组织剥离

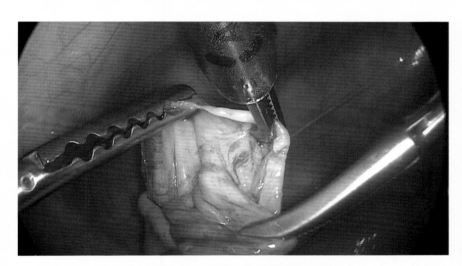

▲ 技术图 5-5 保持抓钳贴近剥离的部位

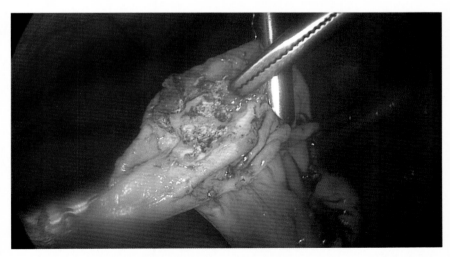

▲ 技术图 5-6 去除大部分囊肿组织后，烧灼无法剥离而残留在卵巢的囊壁组织

关闭死腔。缝合可以使卵巢切缘对合，减少卵巢切缘暴露接触盆腔内其他组织而继发形成粘连[5]（技术图 5-8）。

- 为减少粘连形成，可应用 Interceed®（Ethicon，Somerville，NJ）等防粘连材料覆盖卵巢及切口表面[6]（技术图 5-9）。

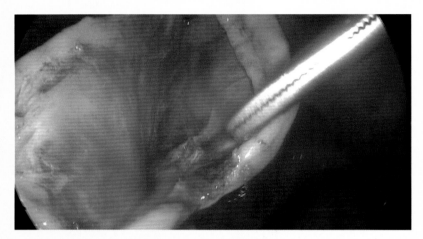

▲ 技术图 5-7　去除囊肿后的剥离面

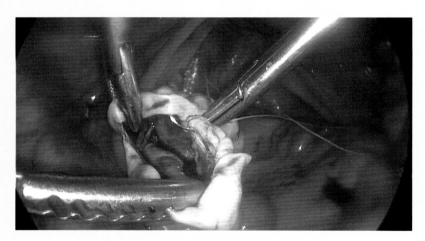

▲ 技术图 5-8　缝合线缝合卵巢组织边缘

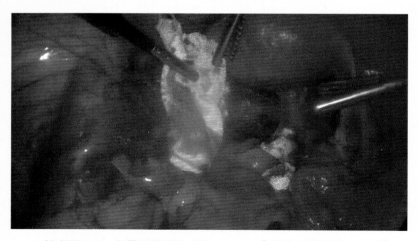

▲ 技术图 5-9　卵巢囊肿剥除术后 Interceed® 覆盖左侧卵巢及输卵管

六、经验与教训

○ 卵巢囊肿剔除术的目标是去除病理性组织，尽可能减少对正常卵巢组织的损伤。

○ 最透明处为功能性卵巢组织最少的区域，可沿此处切开。

○ 在剥除囊肿壁时，所有抓钳靠近剥离面有助于保持正确的剥离层次。

○ 电凝止血达到满意效果即可。大血管出血采用缝合或者双极电凝。

○ 剥离卵巢囊肿并确保止血后，用可吸收缝线缝合卵巢切缘。

○ 用防粘连材料覆盖卵巢及切口，如 Interceed® 材料。

○ 若卵巢囊肿破裂，需用大量冲洗液冲洗盆腔，特别是卵巢皮样囊肿及卵巢子宫内膜异位囊肿的破裂。

七、术后护理

■ 有妊娠愿望的患者应考虑诸如 Interceed® 类可吸收防粘连材料需要 4 周才被吸收，其留存期间可能干扰正常卵巢 – 输卵管之间的相互作用。

八、并发症

■ 损伤正常卵巢组织导致卵巢储备功能下降。

■ 盆腔粘连形成。

■ 卵巢囊肿复发。

参考文献

[1] Perlman S, Kjer J. Ovarian damage due to cyst removal. A comparison of endometriomas and dermoid cysts. *Acta Obstet Gynecol Scand*. 2016;95(3):285–290.

[2] Fielder EP, Guzick DS, Guido R, et al. Adhesion formation from release of dermoid contents in the peritoneal cavity and effect of copious lavage: a prospective, randomized, blinded, controlled study in a rabbit model. *Fertil Steril*. 1996;65(4):852–859.

[3] Özgönen H, Erdemoglu E, Günyeli I, et al. Comparison of the effects of laparoscopic bipolar electrocoagulation and intracorporeal suture application to ovarian reserve in benign ovarian cysts. *Arch Gynecol Obstet*. 2013;287(4):729–732.

[4] Asgari Z, Rouholamin S, Hosseini R, et al. Comparing ovarian reserve after laparoscopic excision of endometriotic cysts and hemostasis achieved either by bipolar coagulation or suturing: a randomized clinical trial. *Arch Gynecol Obstet*. 2016;293(5):1015–1022.

[5] Pellicano M, Bramante S, Guida M, et al. Ovarian endometrioma: postoperative adhesions following bipolar coagulation and suture. *Fertil Steril*. 2008;89(4):796–799.

[6] Keckstein J, Ulrich U, Sasse V, et al. Reduction of postoperative adhesion formation after laparoscopic ovarian cystectomy. *Hum Reprod*. 1996;11(3):579–582.

第二节　腹腔镜卵巢打孔术

Miriam S. Krause　Steven T. Nakajima　著

张新宇　杨 艳　译

一、总体原则

（一）定义

■ 腹腔镜卵巢打孔术（laparoscopic ovarian drilling, LOD），亦称为改良卵巢楔形切除术、卵巢透热治疗、卵巢烧灼术或"空心球"手术。LOD 是降低多囊卵巢综合征（polycystic ovary syndrome，PCOS）患者血清中雄激素水平，以帮助其建立排卵周期的手术治疗方式。这种手术多用于有怀孕意愿，但药物治疗反应差或有手术意愿的 PCOS 患者。

■ 卵巢打孔术替代了最早报道于 1935 年的开腹双侧卵巢楔形切除术（bilateral ovarian wedge resection，BOWR）。传统的 BOWR 手术由于其术后可能继发盆腔粘连及卵巢功能衰竭而不再应用。

（二）鉴别诊断

■ 多囊卵巢综合征的鉴别诊断很多，包括其他内分泌疾病，如甲状腺功能减退、高催乳素血症、合成雄激素的卵巢肿瘤及肾上腺肿瘤、卵巢储备功能减退、非意愿妊娠、晚发型先天性肾上腺皮质增生症以及 Cushing 综合征等。

（三）解剖学因素

■ 患者既往的盆腔手术史和盆腔感染史十分重要，因为这些均可造成盆腔粘连，会增加手术难度。

（四）非手术治疗

■ 非手术治疗应优先于 LOD 手术作为首选治疗方式，包括使用选择性雌激素受体调节药（selective estrogen receptor modulators，SERM）（如氯米芬）、芳香化酶抑制药（如来曲唑）或胰岛素增敏药（如二甲双胍）诱导排卵。许多超重或肥胖的患者，通过改变生活方式（如减重），也可获得自发性排卵周期。

二、影像学检查与其他诊断方法

■ 放射性检查是不必要的。

■ 诊断多囊卵巢前通常需要经阴道超声检查。多囊卵巢定义为至少有 12 个平均直径 < 10mm 的卵泡，或者卵巢体积 > 10cm³。单个卵巢符合此标准即可诊断多囊卵巢，对于双侧卵巢也同样适用[1]。

■ 诊断多囊卵巢综合征的诊断至少满足如下标准中的两个标准：稀发排卵或无排卵，有高雄激素血症的临床或实验室证据，以及多囊卵巢的

形态学表现[1]。

三、术前准备

■ 像其他手术一样，施行该手术也需要获得知情同意，包括告知手术术式、指征、风险、获益以及其他可选择的治疗方案（表 5-1）。除了常规的手术风险外，该手术还包括其特有的风险，如术后卵巢储备功能减退以及盆腔粘连形成等。

表 5-1　腹腔镜卵巢打孔术的知情同意

与患者讨论手术术式、指征、风险、获益以及可选的其他治疗方案

手术常规风险
- 感染
- 损伤邻近组织，需进一步手术治疗
- 失血过多需输血治疗，输血过程中有感染血源性传播疾病及输血反应风险
- 麻醉并发症
- 术后并发症（如静脉血栓）

手术特异性风险
- 粘连形成
- 卵巢储备功能减退

手术获益
- 增加自发性排卵周期的概率
- 与药物诱导排卵相比，减少了多胎妊娠的发生率

可选择的其他治疗方案
- 肥胖患者通过改变生活方式减重
- 药物诱导排卵

■ 行卵巢打孔术之前，需要进行生育力评估。排除其他的不孕因素很重要（如输卵管梗阻和男方精液异常），这可能需要增加额外的手术治疗或体外受精（in vitro fertilization，IVF）等不同的治疗策略。

■ 为了保障健康妊娠，应提供孕前咨询，包括告知通常的妊娠禁忌证等。

四、手术治疗

■ 雄激素在卵巢间质内合成而卵泡位于卵巢皮质。腹腔镜卵巢打孔术中，激光或针状电极（单极或双极）对卵巢间质造成热损伤，同时

保护卵泡。热损伤可改变卵巢内类固醇激素环境（主要为雄激素和抑制素），提高卵泡刺激素（follicle stimulating hormone，FSH）水平，从而恢复排卵功能[2]。同时，腹腔镜卵巢打孔术可能增加卵巢血流，并起到潜在的改善胰岛素敏感性的作用[3]。

（一）体位

■ 取膀胱截石位。为了防止体位引起的损伤，应将手臂内收内旋，收拢于患者身侧，双足部轻度弯曲，大腿与腹部平行。可用海绵或蛋形垫保护手指、手、膝关节和脚踝。

■ 下肢末端使用连续加压装置（sequential compression devices，SCDs）预防出现下肢静脉血栓。

■ 患者取头低足高位时应确保不会滑出手术台。手术台上铺设蛋形海绵或手术胶垫可帮助防止患者从手术台上滑落。也可用安全带或手术单将患者固定于手术台上。患者也可躺在预先固定在手术台的 Bean Bag 垫（AliMed Inc.，Dedham，MA）上，通过对 Bag 垫进行抽吸，垫子会按患者上半身及肩膀形状塑形。同样地，也要避免患者骶骨过大的压力。

■ 在穿刺耻骨上方 Trocar 时，应留置 Foley 尿管确保膀胱减压。

■ 第一个腹腔穿刺器进腹时患者应保持平卧位，避免进腹过程中损伤血管。

（二）手术术式

标准的术式是腹腔镜手术。有两种器材可应用于打孔术：一种为电针（单极或双极电针，其中双极电针可能更为安全），另一种为 CO_2 激光。各研究中所报道的不同能量设置在以下"操作步骤与技巧"部分进行介绍。

五、操作步骤与技巧

（一）腹腔镜卵巢打孔术

1. 进腹

■ 以标准的腹腔镜方式进入腹腔。若使用 CO_2 激光，需要一个 10mm 的脐部切口（用于置入腹腔镜和 CO_2 激光）和一个 5mm 的耻上切口（用于置入冲引器）。若应用电针，选用脐部 5mm 切口即可，用于置入腹腔镜，但需要另外一个切口置入电针（通常在腹部左下或右下象限）。

2. 探查盆腔

■ 探查盆腔，有相关病变和指征时，行粘连分离、其他病灶去除（如子宫内膜异位病灶），或行输卵管通液检查。

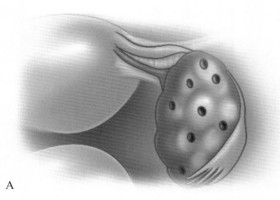
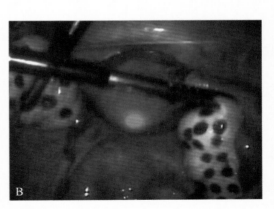

▲ 技术图 5-10　腹腔镜卵巢打孔术
A. 腹腔镜卵巢打孔术图示；B. 患者行卵巢打孔术后的卵巢表面

3. 卵巢打孔

- Daniell 和 Miller 发表了应用 CO_2 激光打孔的相关报道（技术图 5-10 A）[4]。应用 25W 连续脉冲，持续 5~10s，在每个卵巢上打 25~40 个孔，所有可见的卵泡得到引流（技术图 5-10B）。

- Muenstermann 和 Kleinstein 应用高能量密度的 CO_2 激光（$105W/cm^3$），对所有可见小卵泡进行打孔，直至卵泡液从卵泡中流出。每个卵巢均有 10~30 个卵泡打孔引流[5]。

- Gjønnaess 在 1984 年使用单极的活检钳及分离钳，结合 Siemens Radiotom 电外科设备，将频率设置为 1.75MHz，能产生 200~300W 能量。操作钳在卵巢表面停留 2~4s，造成面积为 3mm×3mm 的烧灼区域，在每个卵巢上电灼 3~8 个区域[6]。

- Liu 等报道了应用单极电针（Kirgen 公司，上海，中国），腹腔镜下固定卵巢，应用 40W 单极持续 4s 在每个卵巢上打孔 4~6 个。单极针进入卵巢的深度为 7~8mm，烧灼区域直径为 3~5mm[7]。

- 若应用电针进行打孔，通常用 200~500ml 灭菌生理盐水冲洗卵巢降温。

4. 检查盆腔

- 冲洗盆腔并检查是否充分止血，并确保邻近组织未受损伤。

5. 关腹

- 用腹腔镜标准的方式缝合腹部切口。

（二）其他可选的手术方式及技术

门诊显微腹腔镜卵巢打孔术

- Salah 与同事[8] 报道了门诊显微腹腔镜卵巢打孔术（office microlaparoscopic ovarian drilling, OMlOD）可在门诊局部麻醉下进行，其效果与常规 LOD 手术相似。

六、经验与教训

（一）经验

○ 一次性治疗。

○ 多胎妊娠风险低于卵巢促排卵药物。

○ 获益多元化。在一项研究中，19%（31/165）的患者在 10 年随访期间仍然有排卵[9]。

（二）教训

✖ 手术操作相关风险。

✖ 手术效果非 100% 成功，但可能有助于提高患者对辅助生殖药物的反应性。

七、术后护理

- 采用腹腔镜手术标准术后护理常规。

八、预后

- 仅有少数随机对照研究比较了不同的卵巢打孔技术以及不同的能量，且涉及的样本量较少。

因此很难对手术效果和短期及长期安全性进行评价。

- 70% 的氯米芬抵抗患者，以及合并高雄激素血症的不排卵者，经治疗后都可自发性排卵[4]。

- 165 名患者接受卵巢打孔治疗后，其中 31 名患者随访 10 年仍有排卵[9]。

- 术后可能获得自发性排卵需要与术后发生粘连、卵巢储备功能减退的手术并发症间权衡利弊。

- 合并高胰岛素血症[10]、黄体生成素水平>10U/L[11]，或 BMI < 25kg/m² 的女性患者[12] 的手术效果好于 BMI > 35kg/m²，总睾酮水平 > 130ng/dl，或不孕年限 > 3 年的女性患者[11]。

- PCOS 女性在行卵巢打孔术后 12 个月、18 个月的妊娠率分别为 55%、70%[13]。

- 单侧卵巢打孔术的手术效果可能与双侧卵巢打孔术相似[14]。

- 仅一项研究[15] 评估了 LOD 术后 4～6 周的卵巢粘连形成的程度。研究发现 60% 的患者术后出现粘连，且左卵巢粘连更为严重，同时粘连形成程度与卵巢打孔数目无关。

- 很少有随机对照研究比较卵巢打孔术与药物治疗的疗效。Liu 等[7] 报道了 141 名氯米芬抵抗的 PCOS 女性口服来曲唑 2.5mg 治疗至 6 个周期，或行卵巢打孔术的疗效。研究发现，来曲唑治疗组有更高的临床妊娠率（40.8% vs. 27.1%）及活产率（38% vs. 22.9%），但差异无统计学意义。该研究排除了 BMI ≥ 26kg/m² 的患者。

- Abdellah[16] 前瞻性地研究分析了氯米芬抵抗的 PCOS 女性口服 5mg 来曲唑至 6 个周期，或者应用单极电针行 LOD 治疗的效果。研究发现，来曲唑治疗组排卵率（59% vs. 47.5%）与临床妊娠率更高（35.7% vs. 28.6%），但差异无统计学意义。

- 一项 Cochrane 综述[17] 分析了氯米芬抵抗的 PCOS 患者行 LOD 手术治疗，与其他药物（如来曲唑或促性腺激素）治疗的疗效，结果发现两者的临床妊娠率、活产率、流产率均无显著性差异。选择 LOD 手术治疗需要考虑可能发生远期并发症，但 LOD 术后较低的多胎妊娠风险使其成为具有吸引力的选择。

九、并发症

- 手术并发症包括腹腔镜手术的一般手术并发症，以及卵巢储备功能降低及粘连形成。

十、总结

- LOD 手术没有标准的手术方法。既往术者应用激光、单极、双极行卵巢打孔术，并采用不同的能量设置。如果能采用统一标准的手术操作方法或技术，可获得更有意义的数据用来比较药物治疗与手术治疗对诱导排卵的价值。

参考文献

[1] The Rotterdam ESHRE/ASRM-Sponsored PCOS consensus workshop group. Revised 2003 consensus on diagnostic criteria and long-term health risks related to polycystic ovary syndrome (PCOS). *Hum Reprod.* 2004;19:41–47.

[2] Api M. Is ovarian reserve diminished after laparoscopic ovarian drilling? *Gynecol Endocrinol.* 2009;25:159–165.

[3] Lebbi I, Ben Temime R, Fadhlaoui A, et al. Ovarian drilling in PCOS: is it really useful? *Front Surg.* 2015;2:30. ecollection 2015.

[4] Daniell JF, Miller W. Polycystic ovaries treated by laparoscopic laser vaporization. *Fertil Steril.* 1989;51:232–236.

[5] Muenstermann U, Kleinstein J. Long-term GnRH analogue treatment is equivalent to laparoscopic laser diathermy in polycystic ovarian syndrome patients with severe ovarian dysfunction. *Hum Reprod.* 2000;15:2526–2530.

[6] Gjønnaess H. Polycystic ovarian syndrome treated by ovarian electrocautery through the laparoscope. *Fertil Steril.* 1984;41:20–25.

[7] Liu W, Dong S, Li Y, et al. Randomized controlled trial comparing letrozole with laparoscopic ovarian drilling in women with clomiphene citrate-resistant polycystic ovary syndrome.

Exp Ther Med. 2015;10:1297–1302.

[8] Salah IM. Office microlaparoscopic ovarian drilling (OMLOD) versus conventional laparoscopic ovarian drilling (LOD) for women with polycystic ovary syndrome. *Arch Gynecol Obstet.* 2013;287:361–367.

[9] Gjønnaess H. Late endocrine effects of ovarian electrocautery in women with polycystic ovary syndrome. *Fertil Steril.* 1998;69:697–701.

[10] Saleh A, Morris D, Tan SL, et al. Effects of laparoscopic ovarian drilling on adrenal steroids in polycystic ovary syndrome patients with and without hyperinsulinemia. *Fertil Steril.* 2001;75:501–504.

[11] Amer SA, Li TC, Ledger WL. Ovulation induction using laparoscopic ovarian drilling in women with polycystic ovarian syndrome: predictors of success. *Hum Reprod.* 2004;19:1719–1724.

[12] Baghdadi LR, Abu Hashim H, Amer SA, et al. Impact of obesity on reproductive outcomes after ovarian ablative therapy in PCOS: a collaborative meta-analysis. *Reprod Biomed Online.* 2012;25:227–241.

[13] Felemban A, Tan SL, Tulandi T. Laparoscopic treatment of

polycystic ovaries with insulated needle cautery: a repappraisal. *Fertil Steril.* 2000;73:266–269.

[14] Sorouri ZZ, Sharami SH, Tahersima Z, et al. Comparison between unilateral and bilateral ovarian drilling in clomiphene citrate resistance polycystic ovary syndrome patients: a randomized clinical trial of efficacy. *Int J Fertil Steril.* 2015;9:1–16.

[15] Mercorio F, Mercorio A, di Spiezio Sardo A, et al. Evaluation of ovarian adhesion formation after laparoscopic ovarian drilling by second-look minilaparoscopy. *Fertil Steril.* 2008;89:1229–1233.

[16] Abdellah MS. Reproductive outcome after letrozole versus laparoscopic ovarian drilling for clomiphene-resistant polycystic ovary syndrome. *Int J Gynaecol Obstet.* 2011;113:218–221.

[17] Farquhar C, Brown J, Marjoribanks J. Laparoscopic drilling by diathermy or laser for ovulation induction in anovulatory polycystic ovary syndrome. *Cochrane Database Syst Rev.* 2012;(6):CD001122.

腹 腔
Peritoneal Cavity

第6章

妇科手术技巧：生殖
内分泌学与不孕症

Operative Techniques in
Gynecologic Surgery:
Reproductive
Endocrinology
and Infertility

第一节 子宫内膜异位病灶的切除与消融

Azadeh Nezhat　Lucia Di Francesco　Camran Nezhat　著

刘娜娜　杨 艳　译

一、总体原则

（一）定义

- 子宫内膜异位症是一种常见的妇科慢性疾病，其特点为子宫内膜腺体和间质生长于子宫以外的部位。
- 子宫内膜异位症主要见于盆腔，但可以发生在身体的任何部位。
- 腹膜子宫内膜异位症病变可表现为不同形状和大小，外观为白色不透明、蓝棕色或红蓝色形状不规则的岛屿样病灶或半透明的水疱[1]。
- 子宫内膜异位症的症状多种多样。可无典型临床表现，也可引起严重的疼痛，如痛经、性交痛，以及不孕症等。
- 子宫内膜异位症的治疗方式取决于疾病的严重程度、异位病灶的位置、未来生育的愿望，以及治疗的目标。

二、药物治疗

- 药物治疗包括止痛和激素治疗。

三、手术治疗

- 手术治疗分为保守手术和根治性手术。
- 根治性手术主要是子宫切除术，包括或不包括双侧输卵管卵巢切除。
- 最常见的保守手术方法是切除、消融病灶，或两者兼有。
- 切除指去除病变组织，可用剪刀、激光或单极进行。
- 消融（汽化）是使用电凝、激光、等离子能量，

或超声波切割和凝固装置（如超声刀）（Ethicon Inc., Somerville NJ）等设备对病变组织进行破坏。

- 我们较喜欢使用二氧化碳（CO_2）激光和水分离，进行切除和汽化。使用 CO_2 激光配合水分离，能安全地切除输尿管和血管等敏感部位的子宫内膜异位症病灶[2]。
- 当联合使用 CO_2 激光和水分离术时，因为 CO_2 激光不能穿透水，液体会在病灶和其下方的输尿管和血管之间形成保护屏障。
- CO_2 激光的优点包括以下几个方面。
  - ➢ 操作精确。
  - ➢ 组织损伤最小。
  - ➢ 对相邻结构的热损伤风险最小。
  - ➢ 对小血管具有良好的止血性能。
- 水分离法可用于以下情况。
  - ➢ 将腹膜与下方组织分离。
  - ➢ 保护下方的结构避免 CO_2 激光束的穿透和潜在的损伤。

（一）术前准备

- 向患者介绍有保守手术或根治性手术两种选择。
- 作为评估的一部分，行盆腔超声检查是否存在卵巢子宫内膜异位囊肿、直肠阴道结节，或膀胱结节等。
- 盆腔检查应包括直肠阴道检查、宫骶韧带触诊和直肠子宫陷凹触诊。
- 如果有证据表明可能存在深部子宫内膜异位症（deeply infiltrative endometriosis，DIE），应用直肠超声（trans-rectal ultrasound，TRUS）、CT 扫描或 MRI 进一步评估肠管、输尿管和膀胱。

- 知情同意书应包括手术风险和所有替代治疗选择。医生与患者一起阅读并进行解释。

（二）体位 [3]

- 患者取仰卧位，下肢伸直。这样可以根据需要在耻骨上或偏向一侧作为套管穿刺口。术前放置鼻胃管或口胃管。头颈部保持呈直线的位置十分重要。观察手指、脚趾、面部和胸部的位

置，注意是否额外受压。血压袖带放在右臂上，位置需足够高，远离尺神经。胶带覆盖眼睛，避免角膜擦伤。固定手臂时，需确认氧饱和度探头独立并且能够移动。固定手臂，但能看到手指。患者在床上摆好体位时，应始终可以见到手指。臀部悬离手术床 2～3in。加热装置可以放在乳房连线正下方。

四、操作步骤与技巧 [2, 3]

- 该手术需要 1 个脐部穿刺口，放置连接摄像头和（或）激光腹腔镜；以及 3 个辅助穿刺口，包括 2 个侧方 5mm 穿刺口和 1 个 5mm 耻骨上穿刺口。
- 首先探查盆腔和腹腔，以确定子宫内膜异位病灶是否存在及其位置和范围。子宫内膜异位症的病灶分为浅表或深部病灶，应评估其浸润深度。
- 首先患者仰卧，取头高足低位，常规依次探查横隔、上腹壁和肝脏。
- 随后调整为头低足高位，以顺时针方式对盆腔（包括所有生殖器官）进行全面评估，包括膀胱子宫反折、圆韧带、输尿管、肠管、宫骶韧带，子宫直肠陷凹和阑尾等。
- 对病灶和结节的浸润深度评估完成后，确定手术器械和方式。手术方法包括切除与消融。术式通常由子宫内膜异位症与邻近组织器官（如输尿管和大血管）的接近程度决定。
- 卵巢表面和腹膜表面小而浅表的子宫内膜异位

种植病灶可以通过单极切割或 CO_2 激光消融有效地去除，CO_2 激光需离病变表面 1～3mm。

- 靠近重要结构（如输尿管、大血管和肠管）的浅表子宫内膜异位病变，可使用剪刀或 CO_2 激光在正常腹膜表面开一个小口，然后用水分离法安全切除。在病灶下方注射液体，使病灶与下方的组织分离并凸起。小心将病变组织与邻近组织结构分离并切除。
- 病灶周围外观正常的腹膜可能存在肉眼不可见的病灶，距病灶最远可达 27mm，因此建议扩大腹膜切除面积 [4]。
- 与浅表型子宫内膜异位症不同，深部子宫内膜异位症很难用电外科或激光消融。因为能量无法到达更深的层面，而且病灶的消融可能对下方组织和器官造成热损伤。
- 对于邻近重要器官的深部子宫内膜异位症，更推荐将病灶与邻近组织器官仔细分离后完全切除。

五、经验与教训

（一）侧盆壁病灶

○ 在侧盆壁，用水分离法分开腹膜，输尿管和髂内动脉会更加明显。

（二）CO_2 激光

○ 使用 CO_2 激光和水分离法，可以使组织损伤和对邻近结构的热损伤风险降到最低。

（三）电外科手术

○ 热扩散到邻近正常组织的程度与器械类型、功率设置和与组织接触的持续时间有关。

（四）单极电热

○ 应小心使用，因为与双极和等离子技术相比，单极可产生最高的温度和最大范围的热损伤[5]。

六、预后

■ 切除术和消融术的术后效果无差别。切除术的一个优点是可以进行病理学诊断。

七、并发症

■ 包括所有麻醉下外科手术可能出现的并发症。

■ 电能量器械的使用可能由于电热扩散导致临近组织坏死，或者愈合不良。

■ 电能量器械可以对输尿管、膀胱和直肠等邻近器官造成直接损伤，或者迟发组织坏死。

■ 外科医生的手术经验、对解剖结构的掌握程度及对特定电外科器械潜在热扩散的了解，可以不同程度地降低并发症的发生率。

参考文献

[1] Clement PB. The pathology of endometriosis: a survey of the many faces of a common disease emphasizing diagnostic pitfalls and unusual and newly appreciated aspects. *Adv Anat Pathol.* 2007;14:241–260.
[2] Nezhat C, Nezhat FR. Safe laser endoscopic excision or vaporization of peritoneal endometriosis. *Fertil Steril.* 1989;52(1):149–151.
[3] Nezhat C, Nezhat F, Nezhat C. *Nezhat's Video-Assisted and Robotic-Assisted Laparoscopy and Hysteroscopy with DVD.* 4th ed. New York, NY: Cambridge University Press; 2013.
[4] Demco L. Mapping the source and character of pain due to endometriosis by patient-assisted laparoscopy. *J Am Assoc Gynecol Laparosc.* 1998;5:241–245.
[5] Sutton PA, Awad S, Perkins AC, et al. Comparison of lateral thermal spread using monopolar and bipolar diathermy, the Harmonic Scalpel and the Ligasure. *Br J Surg.* 2010;97:428–433.

第二节 子宫内膜异位囊肿剔除术

Ariel Revel　Azadeh Nezhat　Camran Nezhat　著

刘娜娜　杨　艳　译

一、总体原则

（一）定义

　　子宫内膜异位症是指有功能的子宫内膜生长于子宫之外的器官。通常局限于盆腔，包括盆腔的各个韧带、直肠子宫陷凹和膀胱腹膜反折。当子宫内膜异位病灶累及卵巢时，称为卵巢子宫内膜异位囊肿。其中17%～44%的子宫内膜异位症患者可能合并卵巢子宫内膜异位囊肿[1]。研究发现，子宫内膜异位症患者的BMI显著低于按年龄和吸烟进行匹配的对照组，且与混杂变量无关[2]。子宫内膜异位症对民众健康的影响较严重，它不仅影响患者的身体健康、幸福指数和生活质量，亦对患者的日常生活、工作出勤和医疗费用有显著影响。

（二）分型

根据病变发生部位不同，子宫内膜异位症主要分为以下 3 种类型。

1. 发生于腹膜表面的子宫内膜异位症，称为腹膜浅表子宫内膜异位症（superficial peritoneal endometriosis，SUP）。

2. 发生于腹膜下（如直肠）的子宫内膜异位症，称为深部浸润子宫内膜异位症（deep infiltrating endometriosis，DIE）。

3. 发生于卵巢的子宫内膜异位症，称为卵巢子宫内膜异位囊肿（ovarian endometrioma，OMA）。因其通常内含浓稠陈旧的积血，外观呈现为褐色液体，又称为"巧克力囊肿"。

子宫内膜异位症影响患者的生育力[3]。经病理组织学检查确诊为子宫内膜异位症的患者中[2]，与子宫内膜异位症相关不孕的主要危险因素包括以下几个。

■ 年龄。

■ 既往是否行子宫内膜异位症相关手术。

■ 腹膜子宫内膜异位症（浅表型）（SUP）。

多因素分析显示，卵巢子宫内膜异位囊肿（OMA）不属于不孕的主要危险因素。OMA 导致不孕的病理生理有以下几个方面。

■ 对卵巢皮质的机械牵拉改变了输卵管 – 卵巢的正常解剖结构。

■ 炎症[4]。

■ 氧化损伤影响卵母细胞的质量[5, 6]。

子宫内膜异位症的严重程度由病变的位置、范围和浸润深度决定[7]。

（三）发病机制

子宫内膜异位症的发病机制主要包括以下 3 种。

1. 浅表子宫内膜异位病灶出血后继发卵巢皮质内陷[8]。

2. 皮质囊肿内壁的上皮化生继发卵巢皮质内陷[9]。

3. 功能性囊肿向子宫内膜异位病灶转变[10]。

（四）子宫内膜异位囊肿的分类

见表 6-1。

（五）子宫内膜异位囊肿的鉴别诊断

需要与子宫内膜异位囊肿相鉴别的疾病主要包括以下几个。

■ 出血性卵巢囊肿。

■ 卵巢皮样囊肿：磁共振成像（MRI）表现为脂肪序列。

■ 囊性肿瘤。

■ 输卵管卵巢脓肿。

二、影像学检查与其他诊断方法

■ 腹腔镜检查是诊断子宫内膜异位囊肿的金标准，同时行病理切片进行诊断[11]。

■ 超声学表现：均质低回声（磨砂玻璃样），具有 1～4 个囊腔，部分有乳头状结构但无血流信号[12]。

表 6-1　子宫内膜异位囊肿的分类[10]

类　型	大　小	手术剥离	组织学检查
I	小（＜ 2cm），表浅	困难	通常为卵巢子宫内膜异位囊肿
II	大	容易剥离	多数为黄体囊肿
III	大	通常与浅表子宫内膜异位紧密相连	卵巢子宫内膜异位囊肿，或功能性囊肿（黄体或卵泡）

- 彩色多普勒：典型的囊肿周边血流信号。
- MRI：T_1 而不是 T_2 加权序列是卵巢子宫内膜异位囊肿区别于成熟畸胎瘤的主要特点 [13]。

三、子宫内膜异位囊肿的外科治疗

当在腹腔镜检查手术过程中发现存在子宫内膜异位症时，建议进行手术处理（随诊随治）。手术治疗是减轻患者疼痛的有效办法 [15]。按照美国生育学会 / 美国生殖医学学会（American Fertility Society/American Society for Reproductive Medicine，AFS/ASRM）诊断标准进行分期的子宫内膜异位症 I / II 期的不孕症患者，手术时建议使用 CO_2 激光汽化术，不建议使用单极电凝术，且激光汽化术后的累计自然妊娠率（pregnancy rates，PR）更高 [16]。

OMA 本身和手术切除都会损害卵巢储备。手术是卵巢子宫内膜异位囊肿的主要治疗方法。虽然囊肿切除术能提高妊娠率，但同时会降低卵巢储备 [17]。然而，卵巢子宫内膜异位囊肿是否对体外受精（in vitro fertilization，IVF）结局产生不利影响仍有争议 [18]。部分报道认为，子宫内膜异位症（而非 OMA）进行手术切除后可改善 IVF 结局 [19, 20]。未来需要更多的研究来确定更好的手术方式，如使用等离子或激光进行囊肿壁切除引流，或者囊肿壁硬化治疗 [21]，以减少对卵巢的损伤。

有 OMA 女性与无 OMA 的女性活产率接近，但平均获卵数少，AFC 数目少，促排卵需要 FSH 总量更高，这些都提示卵巢储备下降。OMA 患者是否在体外受精前必须手术处理，目前没有明确的建议。根据目前的临床数据及实践经验，应进行个性化治疗 [22]。

（一）直接进行 IVF 可获益的不孕患者

- 高龄。
- 无明显临床症状。
- 卵巢储备下降。
- 双侧子宫内膜异位囊肿。

- 手术治疗史。

（二）手术获益的患者

- 年轻。
- 盆腔痛。
- 卵巢储备良好。
- 单侧囊肿。
- 超声表现恶性肿瘤特点。
- 无 IVF 计划。

四、术前准备

OMA 患者是否需要手术的参考指标包括以下几个方面。

- 腹腔镜下囊肿剔除术后复发 [23]。
- 与首次手术相比，二次手术术后生育力降低 [24]。
- 反复的 OMA 手术不会增加妊娠率 [25]。
- 首次体外受精之前进行手术不能提高妊娠率 [26]。
- 囊肿直径小的 OMA 患者是否需进行手术 [27]。
- OMA 手术后推迟受孕会降低妊娠率 [28]。
- 手术，而不是由于肿瘤本身可能降低卵巢储备。

五、手术治疗

囊肿切除术是一种保守的去除 OMA 囊肿的手术方法。首选腹腔镜手术，其优势如下。

- 减少术后盆腔粘连的风险 [29]。
- 手术操作更为精细。
- 可使用机器人辅助进行腹腔镜手术 [30, 31]。

（一）手术方式

- 剥离术。
- 抽吸术。
- 开窗和电凝（消融手术）。
- 联合术式 [32]。
  - 首先去除大部分囊肿壁的剥离术。
  - 然后对剩余的手术困难部位的囊肿壁使用 CO_2 激光进行汽化消融。
- 三步法（需要 2 次腹腔镜检查术，而不是只进行 1 次）[9]。

➢ 行腹腔镜下囊肿抽吸术。

➢ 行长效 GnRH 激动药治疗 3 个月。

➢ 行腹腔镜下 CO_2 激光汽化术。

- Meta 分析显示，剥离术在减少疼痛和疾病复发率等方面优于抽吸术和消融术[33-35]。

- 欧洲人类生殖与胚胎学学会（European Society for Human Reproduction and Embryology，ESHRE）指南指出，剔除术优于抽吸术和消融术[18,33]。

（二）体位[37]

同妇科其他腹腔镜手术一样，患者取标准膀胱截石位。如果同时进行输卵管通畅性检查，需要留置宫腔内输卵管显影装置。可采用 ClearView®（Clinical Innovations，Murray，UT）、HUMI®（Cooper Surgical，Trumbull，CT）、ZUMI™（Cooper Surgical，Trumbull，CT）或 Kronner Manipulator®（Cooper Surgical，Trumbull，CT）等设备进行。可用生理盐水冲洗盆腔。

六、操作步骤与技巧[14, 35, 36]

第 1 步　全身麻醉。

第 2 步　经脐部置入腹腔镜。

第 3 步　在耻骨上方取 3 个长 5mm 的穿刺口。

第 4 步　对盆腔和腹腔情况进行初步评判，见技术图 6-1。

第 5 步　大量生理盐水冲洗盆腹腔。

第 6 步　进行盆腔粘连分离，见技术图 6-2。

第 7 步　在子宫内膜异位囊肿和卵巢皮质之间注射生理盐水，形成水垫，见技术图 6-3。

第 8 步　用套管针穿刺卵巢囊肿，抽吸内容物，见技术图 6-4。

第 9 步　仔细检查囊肿内壁是否有赘生物。

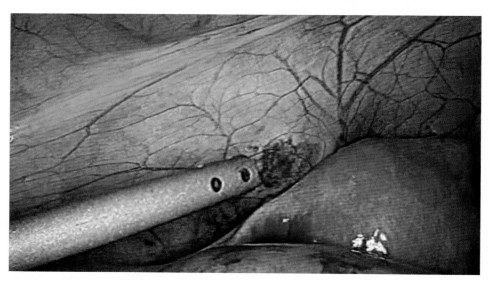

▲ 技术图 6-1　对盆腔和腹腔情况进行初步评判

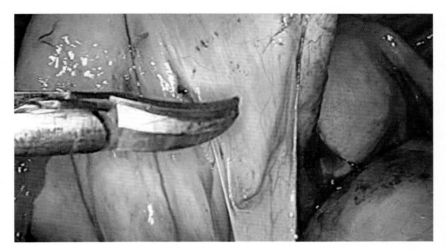

▲ 技术图 6-2　粘连分离术

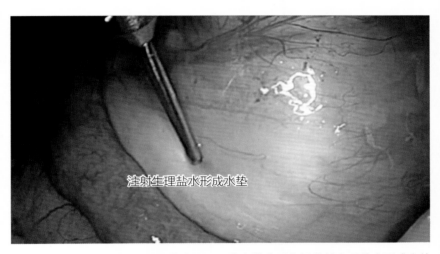

注射生理盐水形成水垫

▲ 技术图 6-3　在子宫内膜异位囊肿和正常卵巢皮质之间注射生理盐水形成水垫

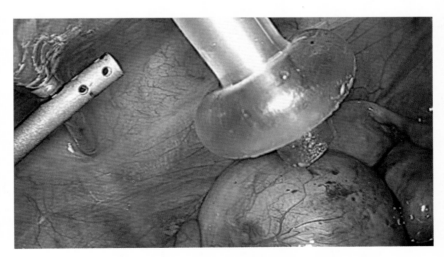

▲ 技术图 6-4　使用套管针穿刺卵巢囊肿，抽吸内容物

第 **10** 步　如果发现赘生物，需进行冰冻病理切片检查。

第 **11** 步　分辨囊肿壁和卵巢皮质之间的界限，见技术图 6-5。

第 **12** 步　用两把无创抓钳向相反方向牵拉，将囊壁自卵巢剥离，见技术图 6-6。

第 **13** 步　将囊肿壁置于标本袋中，通过穿刺口取出，见技术图 6-7。

第 **14** 步　进行缝合止血或者创面喷密封性止血剂。双极电凝止血有可能损害卵巢储备[37, 38]。

第 **15** 步　沿卵巢边缘缝合卵巢创面，见技术图 6-8。

第 **16** 步　大量盐水冲洗盆腹腔。

第 **17** 步　排气降低腹腔压力。

第 **18** 步　拔除穿刺针，缝合皮肤切口。

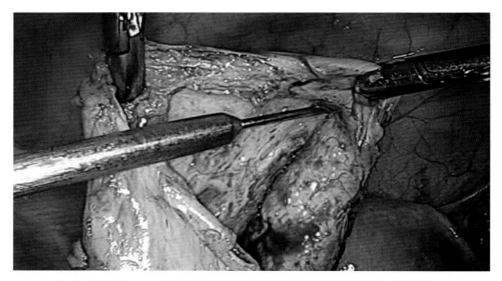

▲ 技术图 6-5　注射生理盐水以分辨囊肿壁和卵巢皮质之间的分界

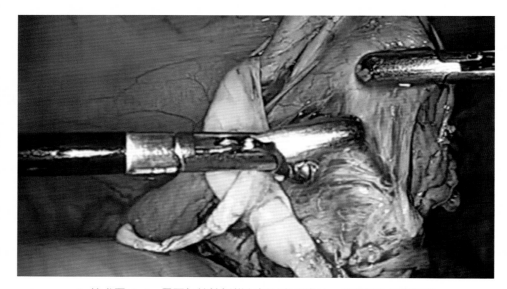

▲ 技术图 6-6　用两把钝性抓钳向相反方向牵拉，将囊壁自卵巢剥离

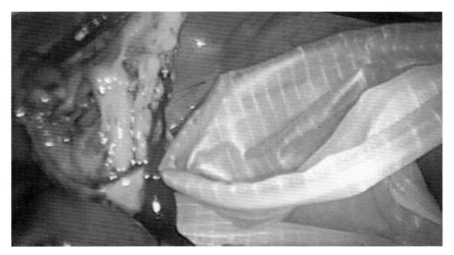

▲ 技术图 6-7　使用 **Trocar** 或用标本袋移除囊肿壁

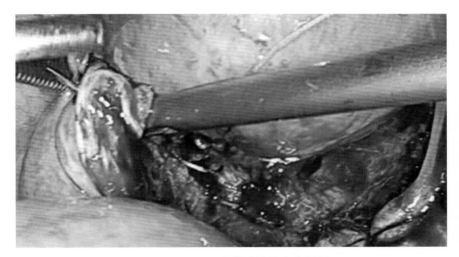

▲ 技术图 6-8　沿卵巢边缘缝合卵巢创面

七、经验与教训

（一）术中决策

○ 冰冻病理切片排除恶性肿瘤[39, 40]。

（二）外科手术手法

○ 减少电能器械的使用，避免血管损伤和术后粘连。

○ 尽量避免切除卵巢皮质。

○ 对于孕妇，建议取脐上穿刺口，使用开放进入式腹腔镜（哈森套管），避免损伤子宫[40]。

（三）远期妊娠计划

○ 如果术后 3～4 个月内未能怀孕，建议行子宫输卵管造影（hysterosalpingogram，HSG）来验证输卵管的通畅性。

八、术后护理

患者在手术后即可妊娠。如果正常性生活6～12 个月后仍未能妊娠，应考虑行 IVF。

九、预后

子宫内膜异位囊肿患者的妊娠率，见表6-2[41]。

十、并发症

- 出血。
- 术中囊肿破裂，发生率 6%～27%，子宫内膜异

位症会扩散到盆腔的其他部位 [30, 42]。

- 卵巢储备受损。
- 感染。
- 术后粘连。

表6-2　患子宫内膜囊肿妇女的妊娠率 [41]

期待治疗	12%
囊肿切除术	54.2%
直接 IVF	32%
囊肿切除之后进行 IVF	64%

参 考 文 献

[1] Redwine D. Ovarian endometriosis: a marker for more extensive pelvic and intestinal disease. *Fertil Steril*. 1999;72:310–315.

[2] Santulli P, Lamau MC, Marcellin L, et al. Endometriosis-related infertility: ovarian endometrioma per se is not associated with presentation for infertility. *Hum Reprod*. 2016;31:1765–1775.

[3] Giudice LC, Kao LC. Endometriosis. *Lancet*. 2004;364(9447):1789–1799.

[4] Gazvani R, Templeton A. Peritoneal environment, cytokines and angiogenesis in the pathophysiology of endometriosis. *Reproduction*. 2002;123(2):217–226.

[5] Agarwal A, Aponte-Mellado A, Premkumar B. The effects of oxidative stress on female reproduction: a review. *Reprod Biol*. 2012;10:49.

[6] Gupta S, Agarwal A, Agarwal R, et al. Impact of ovarian endometrioma on assisted reproduction outcomes. *Reprod Biomed*. 2006;13:349–360.

[7] Dubuisson JB, Chapron C. Classification of endometriosis. The need for modification. *Hum Reprod*. 1994;9(12):2214–2216.

[8] Hughesdon PE. The structure of endometrial cysts of the ovary. *J Obstet Gynaecol Br Emp*. 1957;64(4):481–487.

[9] Donnez J, Nisolle M, Gillet N, et al. Large ovarian endometriomas. *Hum Reprod*. 1996;11(3):641–646.

[10] Nezhat F, Nezhat C, Allan CJ, et al. Clinical and histologic classification of endometriomas. Implications for a mechanism of pathogenesis. *J Reprod Med*. 1992;37(9):771–776.

[11] Wykes CB, Clark TJ, Khan KS. Accuracy of laparoscopy in the diagnosis of endometriosis: a systematic quantitative review. *BJOG*. 2004;111(11):1204–1212.

[12] Van Holsbeke C, Van Calster B, Guerriero S, et al. Endometriomas: their ultrasound characteristics. *Ultrasound Obstet Gynecol*. 2010;35(6):730–740.

[13] Froehlich JM, Metens T, Chilla B, et al. MRI of the female pelvis: A possible pitfall in the differentiation of haemorrhagic vs. fatty lesions using fat saturated sequences with inversion recovery. *Eur J Radiol*. 2012;81(3):598–602.

[14] Nezhat C, Crowgey SR, Garrison CP. Surgical treatment of endometriosis via laser laparoscopy. *Fertil Steril*. 1986;45(6):778–783.

[15] Jacobson TZ, Duffy JM, Barlow D, et al. Laparoscopic surgery for pelvic pain associated with endometriosis. *Cochrane database Syst Rev*. 2009;(4):CD001300.

[16] Chang F, Chou H, Soong Y, et al. Efficacy of isotopic 13 CO_2 laser laparoscopic evaporation in the treatment of infertile patients with minimal and mild endometriosis: A life table cumulative pregnancy. *J Am Assoc Gynecol Laparosc*. 1997;4:219–223.

[17] Keyhan S, Hughes C, Price T, et al. An update on surgical versus expectant management of ovarian endometriomas in infertile women. *Biomed Res Int*. 2015;2015:1–9.

[18] Dunselman GAJ, Vermeulen N, Becker C, et al. ESHRE guideline: management of women with endometriosis. *Hum Reprod Adv Access Publ*. 2014;29(3):400–412.

[19] Littman E, Giudice L, Lathi R, et al. Role of laparoscopic treatment of endometriosis in patients with failed in vitro fertilization cycles. *Fertil Steril*. 2005;84(6):1574–1578.

[20] Opøien HK, Fedorcsak P, Åbyholm T, et al. Complete surgical removal of minimal and mild endometriosis improves outcome of subsequent IVF/ICSI treatment. *Reprod Biomed Online*. 2011;23(3):389–395.

[21] Buescher E, Schipper E, Nezhat C. Laparoscopic equipment and operating room setup. In: Nezhat C, Nezhat F, Nezhat CH, eds. *Nezhat's Video-Assisted and Robotic-Assisted Laparoscopy and Hysteroscopy with DVD*. 4th ed. New York, NY: Cambridge University Press; 2013:23.

[22] Hamdan M, Dunselman G, Li TC, et al. The impact of endometrioma on IVF/ICSI outcomes: a systematic review and meta-analysis. *Hum Reprod Update*. 2015;21(6):809–825.

[23] Guo SW. Recurrence of endometriosis and its control. *Hum Reprod Update*. 2009;15(4):441–461.

[24] Vercellini P, Somigliana E, Viganò P, et al. Surgery for endometriosisassociated infertility: a pragmatic approach. *Hum Reprod*. 2009;24(2):254–269.

[25] Cheewadhanaraks S. Comparison of fecundity after second laparotomy for endometriosis to in vitro fertilization and embryo transfer. *J Med Assoc Thai*. 2004;87(4):361–366.

[26] Demirol A, Guven S, Baykal C, et al. Effect of endometrioma cystectomy on IVF outcome: a prospective randomized study. *Reprod Biomed Online*. 2006;12(5):639–643.

[27] Somigliana E, Benaglia L, Paffoni A, et al. Risks of conservative management in women with ovarian endometriomas undergoing IVF. *Hum Reprod Update*. 2014;21(4):486–499.

[28] Somigliana E, Vercellini P, Daguati R, et al. Effect of delaying postoperative conception after conservative surgery for endometriosis. *Reprod Biomed Online*. 2010;20(3):410–415.

[29] Ellis H, Moran BJ, Thompson JN, et al. Adhesion-related hospital readmissions after abdominal and pelvic surgery: a

retrospective cohort study. *Lancet.* 1999;353(9163):1476–1480.

[30] Nezhat C, Saberi NS, Shahmohamady B, et al. Robotic-assisted laparoscopy in gynecological surgery. *JSLS.* 2006;10(3):317–320.

[31] Nezhat C, Stevens A, Balassiano E, et al. Robotic-assisted laparoscopy vs conventional laparoscopy for the treatment of advanced stage endometriosis. *J Minim Invasive Gynecol.* 2015;22(1):40–44.

[32] Donnez J, Lousse JC, Jadoul P, et al. Laparoscopic management of endometriomas using a combined technique of excisional (cystectomy) and ablative surgery. *Fertil Steril.* 2010;94(1):28–32.

[33] Hart R, Hickey M, Maouris P, et al. Excisional surgery versus ablative surgery for ovarian endometriomata: a cochrane review. *Hum Reprod.* 2005;20(11):3000–3007.

[34] Alborzi S, Momtahan M, Parsanezhad ME, et al. A prospective, randomized study comparing laparoscopic ovarian cystectomy versus fenestration and coagulation in patients with endometriomas. *Fertil Steril.* 2004;82(6):1633–1637.

[35] Beretta P, Franchi M, Ghezzi F, et al. Randomized clinical trial of two laparoscopic treatments of endometriomas: cystectomy versus drainage and coagulation. *Fertil Steril.* 1998;70(6):1176–1180.

[36] Nezhat C, Nezhat F, Nezhat CH. *Nezhat's Video-Assisted and Robotic-Assisted Laparoscopy and Hysteroscopy with DVD.* 4th ed. New York, NY: Cambridge University Press; 2013.

[37] Song T, Lee SH, Kim WY. Additional benefit of hemostatic sealant in preservation of ovarian reserve during laparoscopic ovarian cystectomy: a multi-center, randomized controlled trial. *Hum Reprod.* 2014;29(8):1659–1665.

[38] Ata B, Turkgeldi E, Seyhan A, et al. Effect ofs hemostatic method on ovarian reserve following laparoscopic endometrioma excision; Comparison of suture, hemostatic sealant, and bipolar dessication. A systematic review and meta-analysis. *J Minim Invasive Gynecol.* 2015;22(3):363–375.

[39] Ata B, Nezhat F, Nezhat C, et al. Four ovarian cancers diagnosed during laparoscopic management of 1011 women with adnexal masses. *Am J Obstet Gynecol.* 1992;167:790–796.

[40] Nezhat F, Nezhat C, Silfen SL, et al. Laparoscopic ovarian cystectomy during pregnancy. *J Laparoendosc Surg.* 1991;1(3):161–164.

[41] Barri PN, Coroleu B, Tur R, et al. Endometriosis-associated infertility: Surgery and IVF, a comprehensive therapeutic approach. *Reprod Biomed Online.* 2010;21(2):179–185.

[42] Smorgick N, Barel O, Halperin R, et al. Laparoscopic removal of adnexal cysts: is it possible to decrease inadvertent intraoperative rupture rate? *Am J Obstet Gynecol.* 2009;200(3):237.e1–237.e3.

第三节 腹腔镜肠道子宫内膜异位病灶切除术

Azadeh Nezhat Camran Nezhat 著

刘娜娜 杨 艳 译

一、总体原则

(一)定义

- 肠道子宫内膜异位症,指的是子宫内膜腺体和间质累及肠壁下脂肪,或邻近的神经和血管。需要注意,单纯发生于肠管浆膜面的子宫内膜异位病灶称为腹膜子宫内膜异位症,而非肠道子宫内膜异位症[1]。

- 肠道子宫内膜异位症通常累及浆膜层和肌层,很少累及黏膜下层或黏膜层。

- 70%~80% 的肠道子宫内膜异位症好发于直肠乙状结肠区域,其次是乙状结肠、直肠、回肠、阑尾和回盲部[2]。

- 患有子宫内膜异位症的妇女中,3%~37% 有直肠阴道或肠道受累[3]。

- 局限于肠道浆膜面的病灶可能无明显临床症状。

- 不典型的症状包括盆腔痛、腰骶部疼痛和性交痛。

- 肠道子宫内膜异位症特有的症状包括便秘和(或)里急后重、周期性血便和排便习惯改变。

- 直肠出血可能由比较罕见的黏膜受累引起。

(二)鉴别诊断

- 胃肠道肿瘤,尤其是实性结节和梗阻性病变可能会误诊为肠道子宫内膜异位症。

- 炎症性肠病,如克罗恩病、憩室炎、辐射性结肠炎、缺血性结肠炎和肠梗阻等。

（三）保守治疗

- 部分患者使用长效 GnRH 激动药治疗有效[4]。
- 部分研究报道，醋酸诺雷德单独使用，或与来曲唑联合使用可改善直肠阴道子宫内膜异位症的症状[5]。
- 症状严重者，药物治疗的长期效果不满意，需进行手术治疗，切除病变组织。

二、影像学检查与其他诊断方法

- 肠道子宫内膜异位症的体征差异较大，主要取决于病灶的具体位置和大小。
- 直肠阴道检查可明确是否存在子宫内膜异位结节及其种植部位。
- 结肠镜检查主要用于鉴别其他疾病，如结直肠癌、炎症性肠病、外源性压迫或可疑子宫内膜异位症引起的特定区域的管腔狭窄等。
- 无论经阴道超声（transvaginal sonography，TVUS）还是经直肠超声（transrectal sonography，TRUS），肠道子宫内膜异位症都表现为不规则低回声结节，伴或不伴肠道全层的低回声或高回声表现。
  - ➤ TVUS 的局限性主要是无法评估直肠壁受累的深度，无法测量直肠病变与肛门边缘的距离。
  - ➤ 相反，TRUS 虽不能探查到结肠上部，并且检查结果与超声技术人员的经验密切相关；但 TRUS 可以评估直肠黏膜的受累程度，以及直肠病变与肛门的距离。
- 双重对比钡灌肠（double contrast barium enema，DCBE）常常能发现非特异性表现，提示肠道子宫内膜异位症。比如外部的巨大包块压迫，但肠黏膜缝隙（包括结肠黏膜的锯齿状、波浪状轮廓等）正常。
- 磁共振成像（magnetic resonance imaging，MRI）可检测子宫内膜异位症出血病灶的范围，对纤维样病变的敏感性有限。检测子宫内膜异位病变浸润深度的敏感性不高[6]。

三、术前准备

- 手术属于清洁 – 污染类，需要在开皮前 30～60min 预防性使用抗生素。
- 建议手术前一天进清淡流食，手术前一晚灌肠 3 次，降低直肠的压力，更好地观察道格拉斯窝。
- 机械性肠道准备存在争议，因为部分研究表明这可能增加肠道内容物的溢出，Meta 分析显示肠道准备并没有优势。

四、手术治疗

- 手术治疗是治疗直肠阴道或肠道子宫内膜异位症的主要方法。
- 肠道和直肠阴道的子宫内膜异位症的手术方案由子宫内膜异位症的位置、大小和种植深度决定。

体位

- 患者取仰卧位，手臂外展。
- 头低足高并向右倾斜的体位有助于小肠环的移动，充分暴露盆腔，并暴露乙状结肠系膜附着处及其后方腹膜。

五、操作步骤与技巧

- 手术需要在脐部切口放置腹腔镜摄像头及光源，以及 3 个辅助穿刺口（腹部两侧 5mm 穿刺口和一个 5mm 耻骨上穿刺口）。
- 除直肠乙状结肠外，其他部位的肠管子宫内膜异位症可通过剔除或病灶表面切除、全层盘状切除或肠管切除来治疗[7]。

（一）腹腔镜下浅表肠管内膜异位症病灶剔除术[8]

- 若病灶位于肠道浆膜面，抓钳钳夹子宫内膜异位病灶表面的黄色或者粉色软组织，使用 CO_2 激光或锐性器械将病变提起并切除。我们更喜欢 CO_2 激光，因为它的作用部位精准，止血性能好,对邻近组织的热损伤最小。

- 如果发生广泛的渗血或明显的出血,使用稀释的血管加压素或双极电凝即可控制。
- 如果分离或汽化血管时发生出血,可选择钳夹或双极钳电凝止血。
- 手术烧灼应格外小心,肠道热损伤可能导致延迟坏死或形成肠瘘。
- 手术结束时需进行直肠镜检查,以排查有无漏气迹象。

(二)腹腔镜全层盘状切除术 [9]

- 当黏膜下出现纤维化,病变使管腔变窄,但是病变非环状,可进行全层盘状切除。
- 明确输尿管位置后,游离直肠乙状结肠。
- 游离直肠旁双侧输尿管以识别输尿管,分离结肠与邻近器官。
- 从肉眼可见的病变区域上方开始进行全层盘状切除,直至正常组织。
- 用抓钳钳夹病变的近端,将肠管浆膜和肌层切开后进入肠腔。
- 完全切除病变。
- 肠道切口部位的两侧各缝合 1 针进行牵引,将其转变为横向开口。分两层缝合关闭肠腔。缝合黏膜使用 3–0 Vicryl® 缝合线(Ethicon, Inc., Somerville, NJ)进行连续缝合;缝合黏膜下层使用 2–0 Vicryl® 缝合线(Ethicon, Inc., Somerville, NJ)进行间断缝合,间距 0.4~0.6 cm。

- 手术结束后应进行直肠镜检查,以确保无漏气迹象。

(三)腹腔镜肠管切除术 [10-13]

- 当出现以下情况时,通常建议进行肠管切除:单一病变直径≥3cm,单个病变浸润肠壁 50%,超过 3 个病变同时浸润肌层 [14]。
- 从骶骨岬水平切开乙状结肠的系膜,向上直至结肠动脉的起点。
- 直肠侧方的血管电凝止血并切断,完整游离直肠。
- 直肠两侧间隙实现贯通,并明确输尿管位置。
- 电凝需切除肠段的肠系膜下血管分支并切断。
- 在骶前间隙中寻找骶骨前凹陷,分离出直肠阴道间隙。
- 使 用 Endo GIA™ 45mm(Covidien, Medtronic Minimally Invasive Therapies, Minneapolis, MN)于病变远端近病变部位的直肠横向切割闭合。
- 腹部小切口,将近端肠管取出切口外。
- 将 29mm 端–端吻合器 EEA™(Covidien, Medtronic Minimally Invasive Therapies, Minneapolis, MN)钉砧置入近端肠管并妥善固定。
- 穿刺器端朝前,将端–端吻合器由肛门置入远端直肠。
- 钉砧与穿刺器头咬合固定,收紧吻合器后进行击发。
- 手术最后应进行直肠镜检查,以确保无漏气迹象。

六、经验与教训

(一)节段性肠管切除术

○ 针对有典型症状但对其他治疗效果差的患者,尤其是当子宫内膜异位症影响直肠球部和病变接近齿状线和肛门边缘时 [11]。

(二)期待治疗

○ 应在症状严重程度和随访的可行性间寻求平衡。

七、预后

手术后患者的疼痛有明显的改善。但是应个体化评估可能的获益与手术风险。

八、并发症

直肠阴道和肠道子宫内膜异位症手术治疗的并发症，包括切除结直肠时，膀胱神经受损，造成的尿潴留、膀胱功能障碍，还有直肠阴道瘘形成、肠吻合口渗漏和脓肿形成等。

参考文献

[1] Chapron C, Fauconnier A, Vieira M, et al. Anatomical distribution of deeply infiltrating endometriosis: surgical implications and proposition for a classification. *Hum Reprod.* 2003:18:157–161.

[2] Kopelman D, King L, Nezhat C. Laparoscopic management of intestinal endometriosis. Chapter 10.4. In: *Nezhat's Video-Assisted and Robotic-Assisted Laparoscopy and Hysteroscopy with DVD.* 4th ed. Cambridge University Press, New York, NY; 2013:303–312.

[3] Remorgida V, Ferrero S, Fulcheri E, et al. Bowel endometriosis: presentation, diagnosis, and treatment. *Obstet Gynecol Surv.* 2007;62(7):461–470.

[4] Markham SM, Welling DR, Larsen KS, et al. Endometriosis of the rectum treated with a long-term GnRH agonist and surgery. *N Y State J Med.* 1991;91:69–71.

[5] Ferrero S, Camerini G, Seracchioli R, et al. Letrozole combined with norethisterone acetate compared with norethisterone acetate alone in the treatment of pain symptoms caused by endometriosis. *Hum Reprod.* 2009;24:3033–3041.

[6] Chapron C, Vieira M, Chopin N, et al. Accuracy of rectal endoscopic ultrasonography and magnetic resonance imaging in the diagnosis of rectal involvement for patients presenting with deeply infiltrating endometriosis. *Ultrasound Obstet Gynecol.* 2004;24:175–179.

[7] Vercellini P, Crosignani PG, Abbiati A, et al. The effect of surgery for symptomatic endometriosis: the other side of the story. *Hum Reprod Update.* 2009;15:177–188.

[8] Nezhat C, Nezhat FR. Safe laser endoscopic excision or vaporization of peritoneal endometriosis. *Fertil Steril.* 1989;52(1):149–151.

[9] Nezhat C, Nezhat F, Pennington E, et al. Laparoscopic disk excision and primary repair of the anterior rectal wall for the treatment of full-thickness bowel endometriosis. *Surg Endosc.* 1994;8(6):682–685.

[10] Nezhat F, Nezhat C, Pennington E, et al. Laparoscopic segmental resection for infiltrating endometriosis of the rectosigmoid colon: a preliminary report. *Surg Laparosc Endosc.* 1992;2(3):212–216.

[11] Mohr C, Nezhat FR, Nezhat CH, et al. Fertility considerations in laparoscopic treatment of Infiltrative bowel endometriosis. *JSLS.* 2005;9(1)16–24.

[12] Nezhat C Nezhat F, Ambroze W, et al. Laparoscopic repair of small bowel and colon. A report of 26 cases. *Surg Endosc.* 1993;7:88–89.

[13] Nezhat C, Nezhat F, Pennington E. Laparoscopic treatment of infiltrative rectosigmoid colon and rectovaginal septum endometriosis by the technique of videolaparoscopy and the CO2 laser. *Br J Obstet Gynaecol.* 1992;99(8):664–667.

[14] Remorgida V, Ragni N, Ferrero S, et al. The involvement of the interstitial Cajal cells and the enteric nervous system in bowel endometriosis. *Hum Reprod.* 2005;20(1):264–271.

第四节　子宫内膜异位病灶切除：膀胱部分切除术

Azadeh Nezhat　Camran Nezhat　著

刘娜娜　杨　艳　译

一、总体原则

（一）定义

■ 子宫内膜异位症患者中，发生于泌尿系统的占1%～2%[1]。其中以膀胱最常见，其次是输尿管和肾脏，三者比例为40∶5∶1，各部位患病率分别为85%、10%、4%[2,3]。

■ 膀胱子宫内膜异位症的症状包括耻骨上压迫感、排尿困难、尿急、尿频和血尿。这些情况经常与月经同时发生，但也不尽如此。

- 膀胱子宫内膜异位症可能只侵犯膀胱外层，累及膀胱浆膜；也可能侵犯膀胱内部，累及逼尿肌。侵犯膀胱内部的病灶多数有临床症状。
- 50% 的膀胱子宫内膜异位症患者查体时阴道前壁柔软，可触及盆腔肿块。90% 的患者膀胱镜检查异常，在膀胱黏膜内见到子宫内膜异位病灶[4,5]。
- 手术切除需要膀胱镜和腹腔镜联合手术。

（二）鉴别诊断

- 应排除泌尿系感染、间质性膀胱炎和膀胱肿瘤等。

（三）非手术治疗

- 泌尿系统子宫内膜异位症的治疗方式取决于疾病的严重程度，包括泌尿生殖系统和其他部位，以及患者未来的生育愿望。
- 非手术治疗包括口服避孕药（oral contraceptive pills，OCPs）、孕激素、达那唑和促性腺激素释放激素（gonadotropin-releasing hormone，GnRH）类似物治疗。

二、影像学检查与其他诊断方法

- 超声、磁共振成像（MRI）或膀胱造影都能发现膀胱病灶。
- 膀胱镜检查，膀胱病变表现为单独的黏膜下病变，在无伴发性膀胱炎或感染的情况下，其周

四、操作步骤与技巧

- 手术选脐部切口，放置摄像头和腹腔镜光源，另外还有 3 个穿刺口（腹部两侧的 5mm 穿刺口和一个耻骨上 5mm 穿刺口）。
- 放置双侧输尿管支架。
- 使用单极电凝并小心分离，将膀胱上推。游离膀胱周围组织，形成膀胱阴道间隙。
- 膀胱切开术应在腹腔镜手术同时行膀胱镜检查，以在最靠近病变的部位切开。
- 小心打开病变部位，迅速切除，快速止血，减

围黏膜轻度水肿。
- 由于病变位于黏膜下的特点，经尿道活检或切除术不适合组织学诊断。
- 在膀胱外层，可以通过腹腔镜检查和直接活检来识别病变。

三、手术治疗

- 由于药物治疗后复发率高，手术治疗是膀胱部病灶的首选治疗方法[6-8]。
- 腹腔镜可切除浸润至肌层但未达到黏膜层的病灶，对于术后残留的或浸润更深的病灶，可使用激素治疗[9]。

手术体位

- 患者取仰卧位，会阴和阴道容易暴露。大腿不弯曲，更易经耻骨上和腹部两侧的穿刺口进行操作。手术前放置鼻胃管。保持头、颈部呈直线至关重要。应观察手指、脚趾、面部和胸部的位置，排查是否存在意外压迫。将血压袖带放在右臂上，位置足够高，远离尺神经。用胶带覆盖眼睛，避免角膜擦伤。固定手臂时，确保氧饱和度探头是游离的，可随时移动。固定手臂，保持手指清晰可见。患者平卧在床时，手指应始终可见。臀部位于手术床边 2～3in。胸部以下可放置加热毯。

少血供受损，利于愈合。
- 输尿管支架清晰可见，病变部位完全切除，边缘良好。
- 膀胱切开术采用全层 V-lock 缝线缝合，已有文献证实该方法效果较好[10-11]。
- 关闭切口后，再次进行膀胱镜检查，确保膀胱壁完整性和输尿管不受损。
- 可将一部分大网膜牵引至膀胱切口上方，防止瘘管形成。

五、经验与教训

（一）膀胱受累程度

○ 需要腹腔镜和膀胱镜联合评估。

（二）手术技巧

○ 膀胱切开术采用全层 V–lock 缝线，连续缝合。

（三）Foley 尿管

○ 保持 Foley 尿管导尿 10 ～ 14d。当排尿膀胱造影或逆行膀胱造影显示无渗漏时，拔除尿管。

（四）术后治疗

○ 留置尿管期间建议使用抗生素预防感染。

○ 抗胆碱药，如奥西布宁，在膀胱功能早期恢复时有效，可减少膀胱痉挛。

六、预后

■ 如果是膀胱子宫内膜异位症，膀胱部分切除术可以解决大多数患者的症状。

七、并发症

■ 术后可发生膀胱血肿和膀胱阴道瘘，发生率较低[12]。

参 考 文 献

[1] Stanley KE Jr, Utz DC, Dockerty MB. Clinically significant endometriosis of the urinary tract. *Surg Gynecol Obstet.* 1965;120:491–498.

[2] Abeshouse BS, Abeshouse G. Endometriosis of the urinary tract: a review of the literature and a report of four cases of vesical endometriosis. *J Int Coll Surg.* 1960;34:43–63.

[3] Yohannes P. Ureteral endometriosis. *J Urol.* 2003;170:20–25.

[4] Knabben L, Imboden S, Fellman B, et al. Urinary tract endometriosis in patients with deep infiltrating endometriosis: prevalence, symptoms, management, and proposal for a new clinical classification. *Fertil Steril.* 2015;103:147–152.

[5] Goncalves MO, Dias JA Jr, Podgaec S, et al. Transvaginal ultrasound for diagnosis of deeply infiltrating endometriosis. *Int J Gynaecol Obstet.* 2009;104:156–160.

[6] Nezhat C, Nezhat F. Laparoscopic segmental bladder resection for endometriosis: A report of two cases. *Obstet Gynecol.* 1993;81(5):882–884.

[7] Nezhat CH, Malik S, Osias J, et al. Laparoscopic management of 15 patients with infiltrating endometriosis of the bladder and a case of primary intravesical endometrioid adenosarcoma. *Fertil Steril.* 2001; 78:872–875.

[8] Hilaris GE, Payne CK, Osias J, et al. Synchronous rectovaginal, urinary bladder, and pulmonary endometriosis. *JSLS.* 2005;9(1):78–82.

[9] Kovoor E, Nassif J, Miranda-Mendoza I, et al. Endometriosis of bladder: outcomes after laparoscopic surgery. *J Minim Invasive Gynecol.* 2010;17(5):600–604.

[10] Greenberg JA. The use of barbed sutures in obstetrics and gynecology. *Rev Obstet Gynecol.* 2010;3(3):82–91.

[11] Chamsy D, Lee T. The use of barbed suture in bladder and bowel surgery. *Surg Technol Int.* 2013;23:153–159.

[12] Chapron C, Bourret A, Chopin N, et al. Surgery for bladder endometriosis: long-term results and concomitant management of associated posterior deep lesions. *Hum Reprod.* 2010;25(4):884–889.

第五节　子宫内膜异位病灶的胸腔镜治疗

Azadeh Nezhat，Camran Nezhat　著

刘娜娜　杨　艳　译

一、总体原则

（一）定义

- 胸腔子宫内膜异位症是一种较为罕见的疾病，其特征是胸膜、肺实质、横膈和气道中存在功能性子宫内膜组织。其中右半胸腔（88%～100%）的发生率极高[1,2]。
- 双侧胸腔子宫内膜异位症更为罕见，偶见报道[3]。
- 胸腔子宫内膜异位症的确切病生理机制尚不清楚，但 Simpson 月经逆行理论是最支持将内膜细胞播散到腹腔的理论[4]。
- 胸腔子宫内膜异位症综合征（Thoracic endometriosis syndrome，TES）有 4 个主要的临床表现：气胸（80%）、血胸（14%）、咯血（5%）和肺结节[5,6]。
- 胸腔子宫内膜异位症的症状多数表现为与月经周期一致的规律性发作，多数在月经开始的 72h 内发生（很少在 96h 内发生）[2]。
- 胸痛最常见，见于 90% 的患者，大约 1/3 的患者存在呼吸困难[5]。这些症状和体征间断出现，可在月经前后发生。
- 患者还可能出现复发性气胸、血胸或咯血。
- 子宫内膜异位病灶表现为明显可见的凸起，可为红色、紫色、灰色或者黑色。它们可以是单个也可以是多个病灶，分布在胸膜、心包和气管支气管表面，大小从 1～3mm 到 10mm 不等[2,7,8]。
- 组织学上必须见到用雌激素和（或）孕酮受体成功染色的子宫内膜腺体和基质，才可以确诊。其中通常含有纤维组织、血液和囊肿[2,7,8]。
- 横膈穿孔通常在中心肌腱处，肉眼可见为不同尺寸的圆形或椭圆形缺陷，在穿孔边缘有子宫内膜异位病灶[2,7,8]。
- 50%～80% 的患者可同时合并盆腔子宫内膜异位症[5,9]。

（二）鉴别诊断

应鉴别排除恶性肿瘤、感染和其他疾病，如淋巴 - 血管平滑肌瘤病（lymphangioleiomyomatosis，LAM），通常表现为年轻女性罹患的典型囊肿和血管肌脂肪瘤。

（三）药物治疗

- 药物治疗是治疗胸腔子宫内膜异位症的一线方案。
- 达那唑、孕激素、口服避孕药和促性腺激素释放激素（gonadotropin releasing hormone，GnRH）类似物都可以用作药物治疗。

二、影像学检查与其他诊断方法

- 胸腔子宫内膜异位症主要根据临床症状进行诊断。有盆腔子宫内膜异位病史的妇女若出现胸膜下或者非胸膜下的气胸，也需高度怀疑。
- 胸片、计算机断层扫描（computerized tomography，CT）、磁共振成像（magnetic resonance imaging，MRI）、胸腔穿刺和支气管镜检查适用于气胸、血肿、咯血或肺部结节的患者，有助于排除恶性肿瘤、感染和其他疾病[10,11]。
- 胸部子宫内膜异位症患者的血清糖类抗原 125（CA 125）和糖类抗原 199（CA 199）浓度可能会升高，但诊断敏感度较低，无特异性[12,13]。

三、术前准备

- 当患者有症状时（且在月经期间），对比增强计算机断层扫描（contrast-enhanced computerized tomography，CCT），有助于在手术前定位病灶并排除其他病因。
- 成功的外科治疗需要一个由心胸外科医师、腹腔镜外科医师和麻醉师组成的多学科团队。

四、手术治疗

- 如果症状持续存在，尽管激素可以抑制子宫内膜异位病灶生长，仍需外科治疗。
- 手术前，胸腔穿刺和胸管置入是在急诊室的初步治疗措施。
- 子宫内膜异位症复发性气胸的二级预防包括采用小叶切除术、胸膜固定术和膈肌修复术。
- 2009 年，Nezhat 等 [14] 首次描述了同时进行视频辅助胸腔镜手术（video-assisted thoracoscopic surgery，VATS）联合腹腔镜手术。结果证实，有必要同时检查横膈腹侧面才能彻底治疗 TES。

（一）胸腔镜手术体位

- 患者取后外侧开胸位，以完全显示横膈。

（二）腹腔镜体位

- 患者置于截石位。

五、操作步骤与技巧

- 在 VATS 手术期间，所有手术患者均应用双腔气管插管进行单肺通气。当不能插入双腔气管插管时，需使用支气管堵塞器实现单肺通气。如果首先行 VATS 手术，根据可疑胸部子宫内膜异位病灶的位置，将患者置于左侧或右侧卧位。将穿刺器自腋中线切口插入。然后将摄像头放入胸腔，对胸腔进行探查。根据病情决定将摄像头端口放置在后方还是前方，以创造更好的视野和操作空间。
- 如果发现子宫内膜异位症的迹象，可通过消融病灶或局部切除进行治疗。较小的病变用 CO_2 激光或等离子能量进行消融或切除 [15]。
- 深部膈肌病变采用膈肌切除术：可使用内镜下吻合器或切除后人工缝合 [2,16]。
- 对于病灶广泛，切除后导致的横膈缺损，使用各种网片或牛心包补片均有报道 [17]。
- 将柔软的硅橡胶引流管放置在胸腔，释放手术气胸，同时连接引流瓶。分层缝合切口，用丝线将胸管固定在皮肤上。如果需要检查对侧胸腔，需重新摆体位，重复皮肤准备、铺单，并在对侧重复手术步骤。
- VATS 完成后，再进行腹腔镜检查术。患者脱去衣服，手术床垫为内充空气可塑形的垫子，患者取膀胱截石位，手臂内收。注意确保身体，尤其是肩部没有受压。腹部采用闭合式进入，选用气腹针穿刺进腹，充入 CO_2 气体 [18]。对于既往有过腹腔手术史可能存在腹腔内粘连的患者，气腹针旁再插入一根 20G 的脊髓穿刺针，上方连接注射器，注射器内有一半的生理盐水溶液，以助判断腹腔情况 [19]。拉起活塞，如果气腹中的 CO_2 气体很容易出现在注射器中，代表建气腹良好，周围的粘连少。气腹建立后，在脐部置入一个 10mm 的摄像头穿刺端口。此后，其他可选的穿刺口位于右下象限和左下象限和耻骨上。
- 手术初始，患者处于头低足高位时对盆腔和腹膜进行检查，评估腹腔内病变程度，明确是否存在异常或畸形。然后将患者置于大角度的头高足低位，以评估上腹部壁、肝脏和横膈是否存在子宫内膜异位症。用抓钳或肝脏牵开器将肝脏推向脚端，以观察相邻的横膈。手术目的是为了最大限度地恢复正常解剖结构，和切除所有部位的子宫内膜异位病灶。腹腔及内脏膈肌子宫内膜异位症通过水分离，然后用单极或双极电流进行切除或消融。

六、经验与教训

（一）膈神经、心包和上腔静脉

✖ 应明确标识并避免损伤。

（二）胸腔

◯ 术后胸腔引流管至少保留 1 ～ 2d，当患者从医源性气胸恢复，且胸腔引流越来越少，则可以拔除。

（三）术后治疗

◯ 大多数患有子宫内膜异位症相关气胸的患者，应接受 6 ～ 12 个月的激素抑制治疗。

七、预后

尽管有 8%～40% 的患者接受了手术和激素治疗，子宫内膜异位症相关气胸的复发率仍高于非子宫内膜异位症相关气胸（5%）[6]。

八、并发症

包括手术、胸膜切除和激素治疗的相关并发症。

参 考 文 献

[1] Nezhat C, Hajhosseini B, Buescher E, et al. Thoracic endometriosis syndrome. Chapter 49. In: Wetter PA, ed. *Prevention and Management of Laparoendoscopic Surgical Complications,* 3rd ed. Society of Laparoendoscopic Surgeons. Miami 2011.

[2] Alifano M, Roth T, Broet SC, et al. Catamenial pneumothorax: a prospective study. *Chest.* 2003;124(3):1004–1008.

[3] Nezhat C, King LP, Paka C, et al. Bilateral thoracic endometriosis affecting the lung and diaphragm. *JSLS.* 2012;16(1):140–142.

[4] Sampson JA. Metastatic or embolic endometriosis, due to the menstrual dissemination of endometrial tissue into the venous circulation. *Am J Pathol.* 1927;3(2):93–110.43.

[5] Joseph J, Sahn SA. Thoracic endometriosis syndrome: new observations from an analysis of 110 cases. *Am J Med.* 1996;100(2):164–170.

[6] Jubanyik KJ, Comite F. Extrapelvic endometriosis. *Obstet Gynecol Clin North Am.* 1997;24(2):411–440.

[7] Rousset-Jablonski C, Alifano M, Plu-Bureau G, et al. Catamenial pneumothorax and endometriosis-related pneumothorax: Clinical features and risk factors. *Hum Reprod.* 2011;26:2322–2329.

[8] Haga T, Kumasaka T, Kurihara M, et al. Immunohistochemical analysis of thoracic endometriosis. *Pathol Int.* 2013; 63(9):429–434.

[9] Honore' G. Extrapelvic endometriosis. *Clin Obstet Gynecol.* 1999;42:699–711.

[10] Nezhat CR, Berger GS, Nezhat F, et al. *Endometriosis: Advanced Management and Surgical Techniques.* New York, NY: Springer; 1995.

[11] Hilaris GE, Payne CK, Osias J, et al. Synchronous rectovaginal, urinary bladder, and pulmonary endometriosis. *JSLS.* 2005;9(1):78–82.

[12] Tsunezuka Y, Sato H, Kodama T, et al. Expression of CA125 in thoracic endometriosis in a patient with catamenial pneumothorax. *Respiration.* 1999;66:470–472.

[13] Hagneré P, Deswarte S, Leleu O. Thoracic endometriosis: A difficult diagnosis. *Rev Mal Respir.* 2011;28:908–912.

[14] Nezhat C, Nicoll LM, Bhagan L, et al. Endometriosis of the diaphragm: four cases treated with a combination of laparoscopy and thoracoscopy. *J Minim Invasive Gynecol.* 2009;16(5):573–580.

[15] Nezhat C, Main J, Paka C, et al. Multidisciplinary treatment for thoracic and abdominopelvic endometriosis. *JSLS.* 2014;18(3): e2014.00312.

[16] Alifano M, Cancellieri A, Fornelli A, et al. Endometriosis-related pneumothorax: clinicopathologic observations from a newly diagnosed case. *J Thorac Cardiovas Surg.* 2004;127(4):1219–1221.

[17] Cieslik L, Haider SS, Fisal L, et al. Minimally invasive thoracoscopic mesh repair of diaphragmatic fenestrations for catamenial pneumothorax due to likely thoracic endometriosis: a case report. *Med J Malaysia.* 2013;68(4):366–367.

[18] Vilos GA, Vilos AG. Safe laparoscopic entry guided by Veress needle CO_2 insufflation pressure. *J Am Assoc Gynecol Laparosc.* 2003;10(3): 415–420.

[19] Nezhat C, Buescher E, Paka C. et al. Thoracic Endometriosis Syndrome, Chapter 10.2 In: Nezhat C, Nezhat F, Nezhat C, eds. *Nezhat's Video-Assisted and Robotic-Assisted Laparoscopy and Hysteroscopy.* 4th ed. Cambridge, England: Cambridge University Press; 2013.

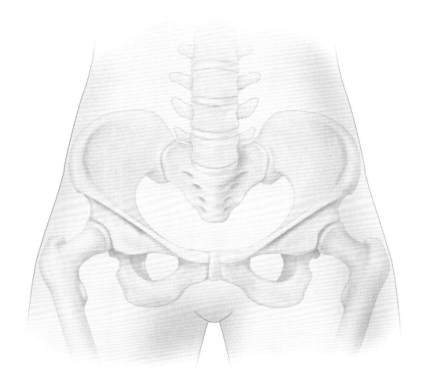

第二篇
辅助生育技术操作
Assisted Reproductive Technology Procedures

第7章

经阴道取卵术
Transvaginal Oocyte Retrieval

Darcy E. Broughton　Kenan R. Omurtag　著

王 洋 杨 硕 译

妇科手术技巧：生殖
内分泌学与不孕症

Operative Techniques in
Gynecologic Surgery:
Reproductive
Endocrinology
and Infertility

一、总体原则

定义

经阴道取卵术（transvaginal oocyte retrieval，TVOR）是指在控制性超促排卵（controlled ovarian hyperstimulation，COH）后获得卵母细胞，以用于体外受精（in vitro fertilization，IVF）的方法，包括阴道超声引导下的卵泡抽吸。在过去，取卵术是通过腹腔镜手术或经腹部超声引导下穿刺进行的[1]。经阴道穿刺取卵术首创于 1985 年，此方法显著提高了操作的安全性和患者的接受度，并改善了 IVF 的结局[2-5]。

二、影像学检查与其他诊断方法

- TVOR 的时机取决于患者的卵巢对促性腺激素刺激的反应。在取卵前的 2 周内，需频繁进行阴道超声检查以监测卵泡发育（图 7-1）。需结合超声图像和血清雌二醇水平，调整促性腺激素的剂量，并选择 hCG 扳机时机。不同的 IVF 中心扳机和取卵的时机略有不同。我中心的标准是：当有 2 个或以上直径 ≥ 18mm 的卵泡时，给予 hCG 扳机，hCG 注射后 36h 取卵[6]。

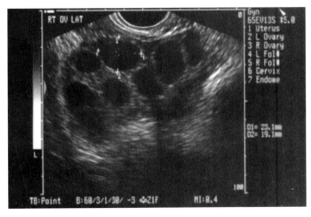

▲ 图 7-1　超促排卵后多卵泡发育的卵巢超声影像

三、术前准备

- TVOR 须在麻醉下进行，最常见的麻醉方式全

身麻醉（general anesthesia，GA）和清醒镇静（conscious sedation，CS）。GA 多给予丙泊酚处理，而 CS 可给予苯二氮䓬类和氯胺酮，或全身用阿片类药物[7, 8]。其他使用率较低的麻醉方式包括脊髓/硬膜外阻滞麻醉、宫旁神经阻滞麻醉等局部麻醉方法[8, 9]。在世界范围内，有 60%～70% 的人使用 CS 麻醉[10]。一项比较 GA 和 CS 麻醉的研究表明，GA 组的疼痛评分较低，而 CS 组的疼痛程度在可接受范围内[11]。GA 麻醉的优点包括起效快、恢复快、术后恶心呕吐少等，但需要有经过专业训练的麻醉师在场，并需要更严密的监护，这在独立的试管婴儿诊所可能难以实现[12]。单纯局部麻醉可能难以达到满意效果，但可用于有全麻禁忌的情况。一项关于宫旁神经阻滞麻醉下 TVOR 的前瞻性研究中，28% 的女性需要服用镇静药[9]。尚无证据表明麻醉方式影响胚胎质量或妊娠率（pregnancy rates，PRs）[13, 14]。

- TVOR 前应评估经阴道途径穿刺卵巢的可行性。由于子宫内膜异位症或既往手术史导致的盆腔粘连、大肌瘤、既往的放射治疗卵巢移位或卵巢发育异常（如米勒管不发育），均可能导致卵巢位置变高，使得经阴道途径难以穿刺卵巢。在促排卵前和促排卵过程中进行超声监测，可以提醒临床医生注意潜在的操作困难[6]。

- 在 TVOR 时预防性给予静脉抗生素的治疗已成为临床常规。暂无高质量的前瞻性研究表明预防性应用抗生素可以降低术后盆腔感染的发生率，这可能是因为盆腔感染是 TVOR 后的一种极其罕见并发症[15]。研究表明，如果胚胎移植管表面有微生物生长，会降低着床率和妊娠率[16-18]。如果在 TVOR 时使用抗生素，移植管尖端存在细菌的比率明显下降[19]。抗生素的选择尚无统一标准，与其他妇科手术一样，最常用的一线用药是头孢唑林或头孢西丁等头孢菌素。

- 膀胱充盈会导致卵巢远离阴道探头，因此应要求患者术前排空膀胱[6]。

四、手术治疗

（一）体位

患者取膀胱截石位，双手置于身体两侧。

（二）方法

■ 几乎所有的 TVOR 经阴道途径均可完成。然而，如前所述，在 1%～2% 的患者中，无法经阴道穿刺一侧或双侧卵巢[20]。此时，可以考虑经过宫颈或子宫肌层穿刺取卵。此方法并不影响妊娠率[20]。但应注意避免穿刺着床最常见的宫底部子宫内膜[20]。另一个常用的方法是经腹部加压把卵巢压入盆腔后便于经阴道取卵。如果以上方法均无效，可以考虑经腹部超声引导下取卵，可以使用与经阴道取卵相同的探头和穿刺针[21]。这一方法可获得相当数量的卵母细胞，并可保证受精率和临床妊娠率[22]。

五、操作步骤与技巧

（一）患者准备

■ 用生理盐水或聚维酮碘溶液冲洗阴道，以减少细菌负荷。由于对卵母细胞潜在的毒性作用，如果使用聚维酮碘做阴道准备，其后必须使用大量的水冲洗阴道[7]。因此，大多数中心都用生理盐水做阴道准备。

（二）器械准备

■ 需准备无菌操作台，并准备恒温装置给装有培养液的试管加热。阴道探头用无菌材料覆盖，准备匹配的针导。

■ 通常选择 17G 的取卵穿刺针（15～18G 之间），连接到一个用脚踏板控制的电动负压吸引器。手术开始前，需先抽吸培养液测试负压。负压值的设置因中心而异，我中心通常设定在负压值为 125mmHg。大多数中心使用的负压范围为 120～140mmHg，但文献报道的负压范围为 80～200mmHg[23-25]。穿刺针可以是单腔或者双腔的。

（三）手术步骤

1. 超声评估盆腔情况

■ 先将针导固定在超声探头上，再将探头插入阴道。评估盆腔情况，明确卵巢和周围脏器如膀胱、肠管和髂血管的位置关系。因在横切面可能很难区分卵泡和血管，应同时在横切和纵切两个切面上评估卵巢，以助区分（技术图 7-1）[6]。也可以用彩色多普勒超声区分卵泡和血管[7]。

2. 卵泡抽吸

■ 首先，穿刺针在针导的引导下穿刺，经左侧或右侧穹窿处的阴道壁进入相应侧的卵巢。一旦刺入卵泡，启动负压，卵泡液和卵母细胞就会被吸入装有预热培养液的试管内。移动超声探头使卵泡靠近穿刺针，避免反复穿刺阴道壁。应穿刺并抽吸所有适当大小的卵泡[6]。在对侧卵巢重复此过程，注意保持探头朝向正确方向。

3. 卵泡冲洗

■ 50% 以上的生殖医生会用培养液冲洗每个卵泡，以提高获卵数[26]。此操作需要使用双腔穿刺针，重复冲洗、抽吸一个或多个卵泡[27]。早期

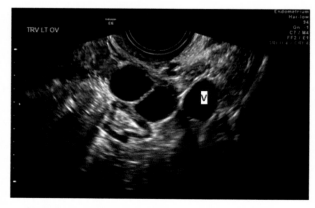

▲ 技术图 7-1　横断面上的髂血管（V）与卵泡极其相似

研究证实此方法可提高获卵数，但后续的随机对照研究并未证实这一观点[28-30]。卵泡冲洗可导致手术时间延长 3～15min[24, 29]。有学者认为，卵泡冲洗仅可提高部分特殊人群的获卵数，如卵巢低反应和自然周期取卵等预期低获卵数的患者，因前瞻性研究有限，并不能证实这一观点[24, 31], [32]。无论是否经过冲洗，所获卵母细胞受精率和着床率无显著性差异[24, 26]。因此，卵泡冲洗并不适用于每天进行大量取卵手术的大规模 IVF中心。

4. 卵母细胞的确认

将装有卵泡抽吸液及培养液试管递送给胚胎实验室。胚胎师将它们倒在培养皿上，确定是否有卵母细胞，并进行分级。

5. 后续工作

撤出穿刺针，用培养液冲洗穿刺针。撤出阴道探头前应扫查直肠子宫陷凹，观察是否有游离液体。若存在游离液体可能表明有活动性出血。放置阴道窥器，观察穿刺点，需要的话进行止血。

六、经验与教训

- ✖ 经阴道难以穿刺卵巢时
- ○ 经腹部向盆腔方向加压[20]。
- ○ 可将患者置于头高足低位或侧斜位[20]。
- ○ 当卵巢位于子宫后方时，可用举宫器调整子宫位置[33]。
- ○ 最后一招是穿过子宫肌层或经腹取卵。
- ✖ 存在卵巢巧克力囊肿时
- ○ TVOR 时尽量避免穿过巧克力囊肿。
- ○ 如巧克力囊肿阻碍取卵，可考虑抽吸囊内液，并冲洗囊腔；升级抗生素或延长使用时间。
- ✖ 空卵泡综合征
- ○ 扳机后 12h 行尿 hCG 检测。如果有必要，可重复给药。
- ○ 拮抗药方案促排卵，使用促性腺激素释放激素（GnRH）激动药扳机。
- ○ 使用重组 hCG 代替尿源性 hCG。

七、术后护理

- ■ 手术后应在恢复区对患者进行监护。任何生命体征异常、大量阴道出血或持续腹痛，都应引起医护人员注意。术后疼痛应予以处理，多达 3% 的患者主诉术后严重的盆腔痛。术后 2h 内多达 20% 的患者会出现中度疼痛，而这与获得的卵母细胞数量直接相关[34]。

八、预后

- ■ IVF 的临床妊娠率与最初获得的卵母细胞数高度相关[7]。而获卵数取决于患者的个体因素，包括卵巢对超促排卵的反应、适当的镇静、自身状态以及其他一些解剖结构的差异。

九、并发症

（一）阴道出血

- TVOR 后阴道出血的发生率为 2%～10%[34]。绝大多数情况下，直接压迫穿刺点＞ 1min 即可止血。极少的情况下，需要缝合阴道穿刺点止血。阴道出血量超过 100ml 的发生率＜ 1%[15]。

（二）腹腔内出血

- 严重的腹腔内出血是 TVOR 的罕见并发症，发生率为 0.1%[15, 34]。这可能是由手术穿刺了卵巢表面的小血管，或损伤髂血管、骶静脉所引起的[35, 36]。患者术后可表现为与手术操作不相符的疼痛，可同时合并低血容量的表现。超声检查可发现直肠子宫陷凹游离液体，但没有游离液并不能排除腹膜后出血[6, 36]。对于病情稳定的患者，可进一步行 CT 检查。大部分 TVOR 后的腹腔内出血是自限性的，通过保守治疗即可，需严密监测血红蛋白变化[7]。极少情况下需要腹腔镜或开腹手术明确出血灶和止血。如果 IVF 团队中的医生不能直接参与手术，术前与妇科医生的沟通至关重要。许多妇科医生可能对促排卵后的卵巢不熟悉，术中进行了不必要的囊肿剔除甚至卵巢切除[6]。术前应告知所有患者，如果卵巢出血无法控制，有可能行卵巢切除术。如果增大的卵巢位于子宫前方，可以考虑开放式腹腔镜入路，或采取左上象限入路进行手术以避免损伤卵巢[37]。

（三）盆腔感染

- TVOR 术后盆腔感染率极低[15]。有些患者术后感染的风险较高。取卵时穿刺经过巧克力囊肿可能是术后感染的一个原因，可考虑使用更广谱的抗生素[6, 38]。在我们的临床工作中，通常采用三联疗法，即术前联合给予一次氨苄西林、庆大霉素和克林霉素。考虑到感染风险和高复发率，如果可能，TVOR 中尽量避免穿刺经过巧克力囊肿[39]。尽管大多数有临床表现的输卵管积水在 IVF 前均已经被切除了，但患有严重输卵管疾病的患者也可能需要预处理。

（四）空卵泡综合征

- 空卵泡综合征（empty follicle syndrome，EFS）是指有正常卵泡发育，但在 TVOR 时无法取到卵母细胞的情况。推测此种情况的发生与 hCG 的低生物利用度或低生物活性相关。正常情况下 hCG 会导致卵泡的黄素化，以使卵冠丘复合物从卵泡壁剥离[40]。hCG 给药后 36～38h 行 TVOR，卵泡破裂发生在 hCG 注射后的 39～41h[41]。如果患者在前 1 周期发生 EFS，后续周期可以考虑选择使用基因重组 hCG 代替尿源性 hCG；或采用拮抗药方案促排，使用 GnRH 激动药扳机[42, 43]。如果使用了 hCG，患者可以在药物注射后 12h 进行尿妊娠试验检查以确认药物的生物利用度。如果检查结果为阴性，可以考虑再注射一次 hCG 并调整 TVOR 时间[44]。

参考文献

[1] Wikland M, Enk L, Hamberger L. Transvesical and transvaginal approaches for the aspiration of follicles by use of ultrasound. *Ann N Y Acad Sci.* 1985;442:182–194.

[2] Seifer DB, Collins RL, Paushter DM, et al. Follicular aspiration: a comparison of an ultrasonic endovaginal transducer with fixed needle guide and other retrieval methods. *Fertil Steril.* 1988;49(3):462–467.

[3] Deutinger J, Reinthaller A, Csaicsich P, et al. Follicular aspiration for in vitro fertilization: sonographically guided transvaginal versus laparoscopic approach. *Eur J Obstet Gynecol Reprod Biol.* 1987;26(2):127–133.

[4] Lavy G, Diamond MP, Nero F, et al. Transvaginal and transabdominal ultrasound for monitoring of follicular development in an in vitro fertilization and embryo transfer program: patient response. *J In Vitro Fert Embryo Transf.* 1987;4(5):293–295.

[5] Lavy G, Restrepo-Candelo H, Diamond M, et al. Laparoscopic and transvaginal ova recovery: the effect on ova quality. *Fertil Steril.* 1988;49(6):1002–1006.

[6] Sharif KW, Coomarasamy A. *Assisted Reproduction Techniques: Challenges and Management Options.* Chichester, West Sussex; Hoboken, NJ: Wiley-Blackwell; 2012:215–242.

[7] Ginsburg ES, Racowsky C. *In Vitro Fertilization: a Comprehensive Guide.* New York, NY: Springer; 2012:55–60.

[8] Vlahos NF, Giannakikou I, Vlachos A, et al. Analgesia and anesthesia for assisted reproductive technologies. *Int J Gynaecol Obstet.* 2009;105(3):201–205.

[9] Hammarberg K, Wikland M, Nilsson L, et al. Patients' experience of transvaginal follicle aspiration under local anesthesia. *Ann N Y Acad Sci.* 1988;541:134–137.

[10] Yasmin E, Dresner M, Balen A. Sedation and anaesthesia for transvaginal oocyte collection: an evaluation of practice in the UK. *Hum Reprod.* 2004;19(12):2942–2945.

[11] Ben-Shlomo I, Moskovich R, Katz Y, et al. Midazolam/ketamine sedative combination compared with fentanyl/propofol/isoflurane anaesthesia for oocyte retrieval. *Hum Reprod.* 1999;14(7):1757–1759.

[12] Blayney MR, Ryan JD, Malins AF. Propofol target-controlled infusions for sedation–a safe technique for the non-anaesthetist? *Br Dent J.* 2003;194(8):450–452; discussion 43.

[13] Christiaens F, Janssenswillen C, Van Steirteghem AC, et al. Comparison of assisted reproductive technology performance after oocyte retrieval under general anaesthesia (propofol) versus paracervical local anaesthetic block: a case-controlled study. *Hum Reprod.* 1998;13(9):2456–2460.

[14] Ben-Shlomo I, Moskovich R, Golan J, et al. The effect of propofol anaesthesia on oocyte fertilization and early embryo quality. *Hum Reprod.* 2000;15(10):2197–2199.

[15] Bennett SJ, Waterstone JJ, Cheng WC, et al. Complications of transvaginal ultrasound-directed follicle aspiration: a review of 2670 consecutive procedures. *J Assist Reprod Genet.* 1993;10(1):72–77.

[16] Egbase PE, al-Sharhan M, al-Othman S, et al. Incidence of microbial growth from the tip of the embryo transfer catheter after embryo transfer in relation to clinical pregnancy rate following in-vitro fertilization and embryo transfer. *Hum Reprod.* 1996;11(8):1687–1689.

[17] Moore DE, Soules MR, Klein NA, et al. Bacteria in the transfer catheter tip influence the live-birth rate after in vitro fertilization. *Fertil Steril.* 2000;74(6):1118–1124.

[18] Fanchin R, Harmas A, Benaoudia F, et al. Microbial flora of the cervix assessed at the time of embryo transfer adversely affects in vitro fertilization outcome. *Fertil Steril.* 1998;70(5):866–870.

[19] Egbase PE, Udo EE, Al-Sharhan M, et al. Prophylactic antibiotics and endocervical microbial inoculation of the endometrium at embryo transfer. *Lancet.* 1999;354(9179):651–652.

[20] Davis LB, Ginsburg ES. Transmyometrial oocyte retrieval and pregnancy rates. *Fertil Steril.* 2004;81(2):320–322.

[21] Damario MA. Transabdominal-transperitoneal ultrasound-guided oocyte retrieval in a patient with mullerian agenesis. *Fertil Steril.* 2002;78(1):189–191.

[22] Barton SE, Politch JA, Benson CB, et al. Transabdominal follicular aspiration for oocyte retrieval in patients with ovaries inaccessible by transvaginal ultrasound. *Fertil Steril.* 2011;95(5):1773–1776.

[23] Kumaran A, Narayan PK, Pai PJ, et al. Oocyte retrieval at 140-mmHg negative aspiration pressure: A promising alternative to flushing and aspiration in assisted reproduction in women with low ovarian reserve. *J Hum Reprod Sci.* 2015;8(2):98–102.

[24] Levens ED, Whitcomb BW, Payson MD, et al. Ovarian follicular flushing among low-responding patients undergoing assisted reproductive technology. *Fertil Steril.* 2009;91(4 Suppl):1381–1384.

[25] Mok-Lin E, Brauer AA, Schattman G, et al. Follicular flushing and in vitro fertilization outcomes in the poorest responders: a randomized controlled trial. *Hum Reprod.* 2013;28(11):2990–2995.

[26] Knight DC, Tyler JP, Driscoll GL. Follicular flushing at oocyte retrieval: a reappraisal. *Aust N Z J Obstet Gynaecol.* 2001;41(2):210–213.

[27] Haines CJ, Emes AL, O'Shea RT, et al. Choice of needle for ovum pickup. *J In Vitro Fert Embryo Transf.* 1989;6(2):111–112.

[28] Wongtra-Ngan S, Vutyavanich T, Brown J. Follicular flushing during oocyte retrieval in assisted reproductive techniques. *Cochrane Database Syst Rev.* 2010;(9):CD004634.

[29] Tan SL, Waterstone J, Wren M, et al. A prospective randomized study comparing aspiration only with aspiration and flushing for transvaginal ultrasound-directed oocyte recovery. *Fertil Steril.* 1992;58(2):356–360.

[30] Scott RT, Hofmann GE, Muasher SJ, et al. A prospective randomized comparison of single- and double-lumen needles for transvaginal follicular aspiration. *J In Vitro Fert Embryo Transf.* 1989;6(2):98–100.

[31] Lozano DH, Fanchin R, Chevalier N, et al. Optimising the semi natural cycle IVF: the importance of follicular flushing. *J Indian Med Assoc.* 2006;104(8):423–427.

[32] Mendez Lozano DH, Brum Scheffer J, Frydman N, et al. Optimal reproductive competence of oocytes retrieved through follicular flushing in minimal stimulation IVF. *Reprod Biomed Online.* 2008;16(1):119–123.

[33] Licciardi FL, Schwartz LB, Schmidt-Sarosi C. A tenaculum improves ovarian accessibility during difficult transvaginal follicular aspiration: a novel but simple technique. *Fertil Steril.* 1995;63(3):677–679.

[34] Ludwig AK, Glawatz M, Griesinger G, et al. Perioperative and post-operative complications of transvaginal ultrasound-guided oocyte retrieval: prospective study of >1000 oocyte retrievals. *Hum Reprod.* 2006;21(12):3235–3240.

[35] Bergh T, Lundkvist O. Clinical complications during in-vitro fertilization treatment. *Hum Reprod.* 1992;7(5):625–626.

[36] Azem F, Wolf Y, Botchan A, et al. Massive retroperitoneal bleeding: a complication of transvaginal ultrasonography-guided oocyte retrieval for in vitro fertilization-embryo transfer. *Fertil Steril.* 2000;74(2):405–406.

[37] Hasson HM, Rotman C, Rana N, et al. Open laparoscopy: 29-year experience. *Obstet Gynecol.* 2000;96(5 Pt 1):763–766.

[38] Padilla SL. Ovarian abscess following puncture of an endometrioma during ultrasound-guided oocyte retrieval. *Hum Reprod.* 1993;8(8):1282–1283.

[39] Garcia-Velasco JA, Somigliana E. Management of endometriomas in women requiring IVF: to touch or not to touch. *Hum Reprod.* 2009;24(3):496–501.

[40] Meniru GI, Craft IL. Evidence from a salvaged treatment cycle supports an aetiology for the empty follicle syndrome that is related to terminal follicular developmental events. *Hum Reprod.* 1997;12(11):2385–2387.

[41] Andersen AG, Als-Nielsen B, Hornnes PJ, et al. Time interval from human chorionic gonadotrophin (α) injection to follicular rupture. *Hum Reprod.* 1995;10(12):3202–3205.

[42] Penarrubia J, Balasch J, Fabregues F, et al. Recurrent empty follicle syndrome successfully treated with recombinant human chorionic gonadotrophin. *Hum Reprod.* 1999;14(7):1703–1706.

[43] Lok F, Pritchard J, Lashen H. Successful treatment of empty follicle syndrome by triggering endogenous LH surge using GnRH agonist in an antagonist down-regulated IVF cycle. *Hum Reprod.* 2003;18(10):2079–2081.

[44] Ndukwe G, Thornton S, Fishel S, et al. 'Curing' empty follicle syndrome. *Hum Reprod.* 1997;12(1):21–23.

第8章

胚胎移植术
Embryo Transfer

Darcy E. Broughton　Kenan R. Omurtag　著

庞天舒　杨　硕　译

妇科手术技巧：生殖
内分泌学与不孕症

Operative Techniques in
Gynecologic Surgery：
Reproductive
Endocrinology
and Infertility

一、总体原则

定义

胚胎移植（embryo transfer，ET）是将胚胎从实验室的培养环境中转移到子宫腔内的技术，是体外受精（invitro fertilization，IVF）周期的最后环节。

二、术前准备

- 移植前必须决定胚胎移植的数目。美国生殖医学会（the American Society for Reproductive Medicine，ASRM）和辅助生殖技术协会（the Society for Assisted Reproductive Technology，SART）已经发表了关于胚胎移植数目的指南[1]。这项指南综合考虑了患者的年龄和预后，但是临床决策应更加个体化，在胚胎移植前需要和病人讨论具体细节。

- 有研究支持在真正的胚胎移植前进行试验移植（trial embryo transfer，TET）[2]。试验移植是指将导管置入宫腔至宫底，记录宫腔深度、方向以及宫颈和宫腔间的曲度。试验移植还可以了解宫颈是否存在狭窄，并帮助选择大小合适的窥器。试验移植的时机有多种选择，包括在卵巢刺激启动前、取卵时或者胚胎移植前进行。原则上试验移植在取卵时或移植前进行，因为卵巢刺激后可能会改变子宫的位置和长度[3]。如果在胚胎移植前进行试验移植，我们推荐使用后置入技术，先将有硬度的外套管置入达宫颈内口水平，再沿外套管将装有胚胎的软导管置入宫腔内，以免损伤子宫内膜[4]。

- 如果试验移植时发现宫颈狭窄，已有的数据支持在移植前对宫颈管进行充分扩张[5]。一些研究发现，胚胎移植前5天内进行宫颈扩张妊娠率降低，这可能与子宫内膜的容受性的改变有关[6, 7]。有很多方法可以解决宫颈狭窄的问题，包括使用7～9mm的扩宫棒进行宫颈扩张，放置渗透性的扩张器（海藻棒），宫腔镜下修剪宫颈管内的脊状突起，或放置Malecot导管7～10天，并同时预防性应用抗生素[8-11]。

三、手术治疗

- 胚胎移植可以在新鲜或解冻IVF周期进行，在与IVF实验室有快速通道的诊室或手术室实施。

- 经宫颈胚胎移植，不需要麻醉，患者通常耐受良好。对于存在焦虑或者既往困难移植的患者，可以在移植前30～60min口服苯二氮䓬类镇静药物。对于预计移植非常困难或者口服镇静药物仍无法耐受的患者，也可以使用丙泊酚进行静脉麻醉[12]。

- 移植前不需要预防性使用抗生素，移植操作所致的盆腔感染十分少见，而且口服抗生素并不增加妊娠率[13, 14]。由于可能对胚胎存在潜在毒性，所以不建议使用抗微生物的溶液（如碘伏或洗必泰）来清洁阴道和宫颈。

（一）体位

- 患者取膀胱截石位，躺在检查床（椅）或妇科检查平车上，使患者觉得舒适是最重要的。

（二）方法

- 有证据支持在移植过程中可使用经腹超声监测[15, 16]。超声下可以看到并引导移植管，使其更容易通过宫颈管，并将胚胎放置入最佳位置。对于因子宫肌瘤或剖宫产瘢痕导致解剖结构异常的患者，超声监测同样会有帮助[3]。腹部超声监测需要患者充盈膀胱，同时也有助于压直子宫宫颈的弯曲角度[17]。

- 参见技术图8-1和技术图8-2。

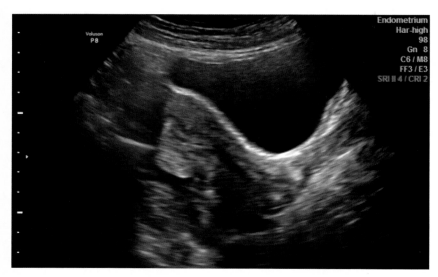

▲ 技术图 8-1　经腹部超声扫描下的前位子宫

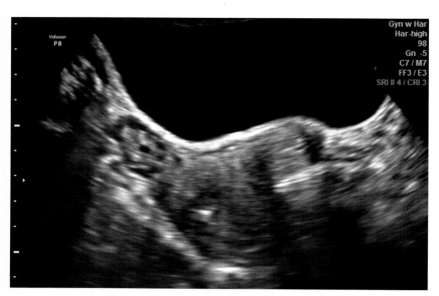

▲ 技术图 8-2　经腹部超声扫描下的后位子宫

四、操作步骤与技巧

（一）宫颈准备

- 患者取合适的体位，超声确认子宫，放置窥器并暴露宫颈。用生理盐水或者培养液清洁阴道和宫颈，减少移植导管的细菌污染。

- 宫颈黏液可以堵塞移植导管尖端，或在导管退出时移动胚胎位置。在上述清洁步骤中，可以用棉球擦净宫颈外口的黏液。也可以在移植前使用小吸管或者以注射器连接移植导管，吸出宫颈管内的黏液，操作时要注意吸管放置深度不能超过宫颈内口，以避免影响子宫内膜[18]。

（二）移植导管选择

- 市场上有多种移植导管，分为软管和硬管两类。常用的软管包括 COOK（Cook Medical，Bloomington，IN）和 Wallace（Smiths Medical Intern-ational，Dublin，OH）导管。硬管有 TDT®（Irvine Scientific，Santa Ana，CA）和 Frydman®（Irvine Scientific，Santa Ana，CA）。硬管会增加子宫收缩和少量出血的发生，这两者都可能降低妊娠率 [19, 20]。随机研究证实，使用软管可获得更好的结局 [21-23]。没有某一种软管明显优于其他软管 [24]。软套管进行胚胎移植时，可应用后置入技术使套管穿过弯曲的宫颈管 [25]。后置入技术首先将模拟移植的软导管或带有硬芯的软导管外鞘置入超过宫颈内口的宫腔下段，将内导管或探针抽出并保持外套管位置不变，再将装有胚胎的软管放入外套管，前行到达宫腔合适的深度。

■ 见技术图 8-3。

■ 最近，"ecodense" 移植导管已经投入使用，其更容易在超声下显影，但与标准的软导管相比，并没有明确显示提高妊娠率 [26]。

（三）胚胎装载

■ 胚胎学家在实验室将胚胎装入移植导管中。胚胎被装入约 20µl 的培养液中，大部分液体靠近胚胎以便于推出胚胎。通常应用"气液"技术，即在装载胚胎的培养液两端注入少量空气。气液交界面在超声下容易识别，从而确保胚胎的放置位置。研究未发现此项技术对妊娠率的不利影响 [2]。装载胚胎的液体 < 10µl，或 > 60µl 可能降低妊娠率 [28, 29]。

■ 团队合作应该尽量减少自胚胎装入至胚胎移植的时间，从而避免胚胎在外环境的过长暴露。由于研究证据的混杂性，目前尚未能确定最优化的胚胎移植时间 [30]。

（四）胚胎放置

■ 胚胎学家将移植管交给临床医师，由临床医师在超声引导下将移植导管置入宫腔。最理想的胚胎放置位置是距离宫底 15～20mm 的宫腔中上段 [31-33]。有研究发现胚胎放置位置距离宫底 ≤ 5mm 时，妊娠率降低，异位妊娠率升高 [34]。

■ 见技术图 8-4。

■ 临床医师随后压下移植管的活塞，如果使用了"气液"方法，胚胎的放置过程在超声下是可观察到的。在移植管撤出前应一直持续压住移植管活塞，以避免宫腔内的负压力致使胚胎遗留在移植管内 [3]。如果使用了移植外套管，释放胚胎后应将外套管和内软管需要同时撤出 [12]。

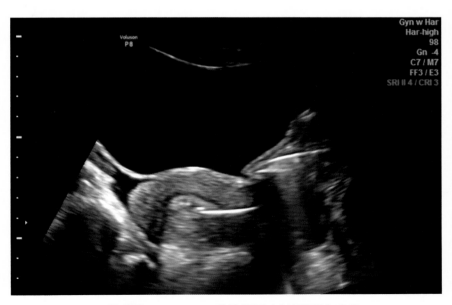

▲ 技术图 8-3　**Wallce** 移植管通过宫颈管置入宫腔

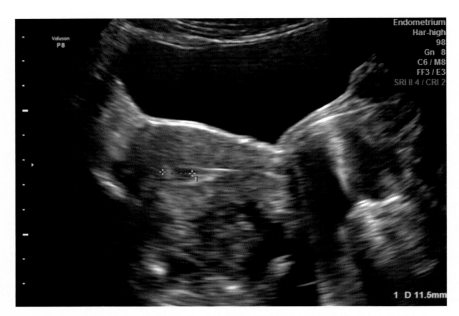

▲ 技术图 8-4　经腹部超声显示将移植导管置入距离宫底 11.5mm 处

- 有些学者认为，胚胎释放后应在移植管放置 30～60s 后再撤出，从而减少胚胎遗留的风险，但是研究数据并没有发现使用这个方法后有明显的益处，不过这个方法对妊娠率也没有不利影响[35]。

- 移植导管撤出后交还给胚胎学家，用培养液冲洗并检查是否有胚胎遗留。如果有胚胎遗留，则将胚胎装载入新的移植导管内，再次进行移植。研究显示，胚胎遗留后再次移植对妊娠率似乎没有不利影响[36]。

（五）宫颈压迫

- 一些中心在撤出移植导管后会常规进行宫颈压迫，方法是松开窥器后使窥器前后叶夹住宫颈，使宫颈口闭合 5～7min。这种方法目前并没有被广泛使用，但有一项随机研究显示可以提高妊娠率[37]。

五、经验与教训

- ✖ 极度前倾的子宫
- ◯ 取卵时在宫颈前唇缝线 1 针，用于在移植时牵拉宫颈。这个方法可以避免使用宫颈钳而引起的子宫收缩[12]。
- ✖ 宫颈狭窄
- ◯ 移植前进行宫颈扩张。
- ✖ 后倾子宫
- ◯ 移植前尽量排空膀胱使宫腔后屈角度最小。
- ✖ 极度困难移植，顽固宫颈狭窄
- ◯ 可以考虑经超声引导下的经子宫肌层穿刺移植（Towako 方法）[38]。
- ◯ 受精卵输卵管内移植（Zygote intrafallopian transfer，ZIFT）是最后考虑的办法。

六、术后护理

- 研究数据不建议在移植后进行长期卧床休息。一些研究发现，移植后 24h 以上的卧床休息甚至对妊娠率有不利影响[39]。一项最近的随机研究发现，移植后卧床休息 10min 患者的妊娠率低于移植后马上走动的患者[40]。如果医方或患方要求移植后进行一段时间的卧床休息，建议不要超过 15min。
- 没有证据表明，移植后进行性生活会降低妊娠率[41]。

七、预后

- 并没有可靠证据显示，移植过程的顺利与否和后续的妊娠率有关[2, 42]。困难移植通常需要的时间更长，需要应用硬性移植导管或需要应用宫颈钳牵拉宫颈[3]。
- 碰触宫底或进行宫颈操作被证实可引起子宫收缩，而降低种植率和临床妊娠率[43]。
- 困难移植最常见的原因是宫颈狭窄和子宫极度前倾或后倾[44]。

八、移植医师的培训

- 研究发现，在相同条件下，由不同的医师进行移植操作获得妊娠率差异性很大，移植技术被认为是成功的关键因素[45]。

- 进行培训是提高技术的基础，但是有很大一部分医师此前从未进行过胚胎移植操作。在一项国际范围的调查中发现，这个数字甚至高达 50%。目前，还没有关于熟练掌握移植技术的最佳培训时间的建议。一些研究发现了一个学习曲线，尽管医师间有显著的差异性，从第 1 个 25 次到 100 次移植操作，妊娠率都有显著的提高[46, 47]。
- 另有一些研究发现，要求移植医师进行最低数量的操作训练或试验移植，并不有利于提高妊娠率，而且，即使培训停止一段时间后再进行移植操作，获得的妊娠率也没有显著降低[47]。研究显示，培训最好的方式就是进行实际移植操作，但是如何在培训的同时又不对妊娠率产生不利影响，这仍是一个挑战[48]。使用后置入技术可能是一个解决办法，通过这种方法，临床医师可以在放置胚胎前先将移植导管置入宫腔中[49]。

九、并发症

- 移植后的异位妊娠率接近于普通人群的异位妊娠率[50]。但是，胚胎放置位置紧靠宫底可能会增加异位妊娠率，这个因素可以通过使用超声引导来降低。
- IVF 后的异位妊娠风险是低的，但是显著高于普通人群的异位妊娠率，这与移植多个胚胎相关[51]。

参考文献

[1] Practice Committee of the American Society for Reproductive M, Practice Committee of the Society for Assisted Reproductive Technology. Guidelines on number of embryos transferred. *Fertil Steril.* 2009;92(5):1518–1519.

[2] Mansour R, Aboulghar M, Serour G. Dummy embryo transfer: a technique that minimizes the problems of embryo transfer and improves the pregnancy rate in human in vitro fertilization. *Fertil Steril.* 1990;54(4):678–681.

[3] Mains L, Van Voorhis BJ. Optimizing the technique of embryo transfer. *Fertil Steril.* 2010;94(3):785–790.

[4] Neithardt AB, Segars JH, Hennessy S, et al. Embryo afterloading: a refinement in embryo transfer technique that may increase clinical pregnancy. *Fertil Steril.* 2005;83(3):710–714.

[5] Prapas N, Prapas Y, Panagiotidis Y, et al. Cervical dilatation has a positive impact on the outcome of IVF in randomly assigned cases having two previous difficult embryo transfers. *Hum Reprod.* 2004;19(8):1791–1795.

[6] Visser DS, Fourie FL, Kruger HF. Multiple attempts at embryo transfer: effect on pregnancy outcome in an in vitro fertilization and embryo transfer program. *J Assist Reprod Genet.*

1993;10(1):37–43.

[7] Groutz A, Lessing JB, Wolf Y, et al. Cervical dilatation during ovum pick-up in patients with cervical stenosis: effect on pregnancy outcome in an in vitro fertilization-embryo transfer program. *Fertil Steril.* 1997;67(5):909–911.

[8] Abusheikha N, Lass A, Akagbosu F, et al. How useful is cervical dilatation in patients with cervical stenosis who are participating in an in vitro fertilization-embryo transfer program? The Bourn Hall experience. *Fertil Steril.* 1999;72(4):610–612.

[9] Yanushpolsky EH, Ginsburg ES, Fox JH, et al. Transcervical placement of a Malecot catheter after hysteroscopic evaluation provides for easier entry into the endometrial cavity for women with histories of difficult intrauterine inseminations and/or embryo transfers: a prospective case series. *Fertil Steril.* 2000;73(2):402–405.

[10] Pabuccu R, Ceyhan ST, Onalan G, et al. Successful treatment of cervical stenosis with hysteroscopic canalization before embryo transfer in patients undergoing IVF: a case series. *J Minim Invasive Gynecol.* 2005;12(5):436–438.

[11] Glatstein IZ, Pang SC, McShane PM. Successful pregnancies with

the use of laminaria tents before embryo transfer for refractory cervical stenosis. *Fertil Steril.* 1997;67(6):1172–1174.

[12] Ginsburg ES, Racowsky C. *In Vitro Fertilization : A Comprehensive Guide.* New York, NY: Springer; 2012:60–74.

[13] Brook N, Khalaf Y, Coomarasamy A, et al. A randomized controlled trial of prophylactic antibiotics (co-amoxiclav) prior to embryo transfer. *Hum Reprod.* 2006;21(11):2911–2915.

[14] Sowerby E, Parsons J. Prevention of iatrogenic pelvic infection during in vitro fertilization–current practice in the UK. *Hum Fertil (Camb).* 2004;7(2):135–140.

[15] Brown J, Buckingham K, Abou-Setta AM, et al. Ultrasound versus 'clinical touch' for catheter guidance during embryo transfer in women. *Cochrane Database Syst Rev.* 2010(1):CD006107.

[16] Abou-Setta AM, Mansour RT, Al-Inany HG, et al. Among women undergoing embryo transfer, is the probability of pregnancy and live birth improved with ultrasound guidance over clinical touch alone? A systemic review and meta-analysis of prospective randomized trials. *Fertil Steril.* 2007;88(2):333–341.

[17] Lorusso F, Depalo R, Bettocchi S, et al. Outcome of in vitro fertilization after transabdominal ultrasound-assisted embryo transfer with a full or empty bladder. *Fertil Steril.* 2005;84(4):1046–1048.

[18] Eskandar MA, Abou-Setta AM, El-Amin M, et al. Removal of cervical mucus prior to embryo transfer improves pregnancy rates in women undergoing assisted reproduction. *Reprod Biomed Online.* 2007;14(3):308–313.

[19] Fanchin R, Righini C, Olivennes F, et al. Uterine contractions at the time of embryo transfer alter pregnancy rates after in-vitro fertilization. *Hum Reprod.* 1998;13(7):1968–1974.

[20] Goudas VT, Hammitt DG, Damario MA, et al. Blood on the embryo transfer catheter is associated with decreased rates of embryo implantation and clinical pregnancy with the use of in vitro fertilization-embryo transfer. *Fertil Steril.* 1998;70(5):878–882.

[21] Choe JK, Nazari A, Check JH, et al. Marked improvement in clinical pregnancy rates following in vitro fertilization-embryo transfer seen when transfer technique and catheter were changed. *Clin Exp Obstet Gynecol.* 2001;28(4):223–224.

[22] Abou-Setta AM, Al-Inany HG, Mansour RT, et al. Soft versus firm embryo transfer catheters for assisted reproduction: a systematic review and meta-analysis. *Hum Reprod.* 2005;20(11):3114–3121.

[23] Buckett WM. A review and meta-analysis of prospective trials comparing different catheters used for embryo transfer. *Fertil Steril.* 2006;85(3):728–734.

[24] Saldeen P, Abou-Setta AM, Bergh T, et al. A prospective randomized controlled trial comparing two embryo transfer catheters in an ART program. *Fertil Steril.* 2008;90(3):599–603.

[25] Silberstein T, Weitzen S, Frankfurter D, et al. Cannulation of a resistant internal os with the malleable outer sheath of a coaxial soft embryo transfer catheter does not affect in vitro fertilization-embryo transfer outcome. *Fertil Steril.* 2004;82(5):1402–1406.

[26] Allahbadia GN, Kadam K, Gandhi G, et al. Embryo transfer using the SureView catheter-beacon in the womb. *Fertil Steril.* 2010;93(2):344–350.

[27] Moreno V, Balasch J, Vidal E, et al. Air in the transfer catheter does not affect the success of embryo transfer. *Fertil Steril.* 2004;81(5):1366–1370.

[28] Ebner T, Yaman C, Moser M, et al. The ineffective loading process of the embryo transfer catheter alters implantation and pregnancy rates. *Fertil Steril.* 2001;76(3):630–632.

[29] Marcus SF, Brinsden PR. Analysis of the incidence and risk factors associated with ectopic pregnancy following in-vitro fertilization and embryo transfer. *Hum Reprod.* 1995;10(1):199–203.

[30] Matorras R, Mendoza R, Exposito A, et al. Influence of the time interval between embryo catheter loading and discharging on the success of IVF. *Hum Reprod.* 2004;19(9):2027–2030.

[31] Coroleu B, Barri PN, Carreras O, et al. The influence of the depth of embryo replacement into the uterine cavity on implantation rates after IVF: a controlled, ultrasound-guided study. *Hum Reprod.* 2002;17(2):341–346.

[32] Frankfurter D, Trimarchi JB, Silva CP, et al. Middle to lower uterine segment embryo transfer improves implantation and pregnancy rates compared with fundal embryo transfer. *Fertil Steril.* 2004;81(5):1273–1277.

[33] Pope CS, Cook EK, Arny M, et al. Influence of embryo transfer depth on in vitro fertilization and embryo transfer outcomes. *Fertil Steril.* 2004;81(1):51–58.

[34] Nazari A, Askari HA, Check JH, et al. Embryo transfer technique as a cause of ectopic pregnancy in in vitro fertilization. *Fertil Steril.* 1993;60(5):919–921.

[35] Martinez F, Coroleu B, Parriego M, et al. Ultrasound-guided embryo transfer: immediate withdrawal of the catheter versus a 30 second wait. *Hum Reprod.* 2001;16(5):871–874.

[36] Nabi A, Awonuga A, Birch H, et al. Multiple attempts at embryo transfer: does this affect in-vitro fertilization treatment outcome? *Hum Reprod.* 1997;12(6):1188–1190.

[37] Mansour R. Minimizing embryo expulsion after embryo transfer: a randomized controlled study. *Hum Reprod.* 2005;20(1):170–174.

[38] Kato O, Takatsuka R, Asch RH. Transvaginal-transmyometrial embryo transfer: the Towako method; experiences of 104 cases. *Fertil Steril.* 1993;59(1):51–53.

[39] Purcell KJ, Schembri M, Telles TL, et al. Bed rest after embryo transfer: a randomized controlled trial. *Fertil Steril.* 2007;87(6):1322–1326.

[40] Gaikwad S, Garrido N, Cobo A, et al. Bed rest after embryo transfer negatively affects in vitro fertilization: a randomized controlled clinical trial. *Fertil Steril.* 2013;100(3):729–735.

[41] Tremellen KP, Valbuena D, Landeras J, et al. The effect of intercourse on pregnancy rates during assisted human reproduction. *Hum Reprod.* 2000;15(12):2653–2658.

[42] Tomas C, Tikkinen K, Tuomivaara L, et al. The degree of difficulty of embryo transfer is an independent factor for predicting pregnancy. *Hum Reprod.* 2002;17(10):2632–2635.

[43] Lesny P, Killick SR, Tetlow RL, et al. Embryo transfer–can we learn anything new from the observation of junctional zone contractions? *Hum Reprod.* 1998;13(6):1540–1546.

[44] Lass A, Abusheikha N, Brinsden P, et al. The effect of a difficult embryo transfer on the outcome of IVF. *Hum Reprod.* 1999;14(9):2417.

[45] Hearns-Stokes RM, Miller BT, Scott L, et al. Pregnancy rates after embryo transfer depend on the provider at embryo transfer. *Fertil Steril.* 2000;74(1):80–86.

[46] Papageorgiou TC, Hearns-Stokes RM, Leondires MP, et al. Training of providers in embryo transfer: what is the minimum number of transfers required for proficiency? *Hum Reprod.* 2001;16(7):1415–1419.

[47] Shah DK, Missmer SA, Correia KF, et al. Efficacy of intrauterine inseminations as a training modality for performing embryo transfer in reproductive endocrinology and infertility fellowship programs. *Fertil Steril.* 2013;100(2):386–391.

[48] Kresowik J, Sparks A, Duran EH, et al. Lapse in embryo transfer training does not negatively affect clinical pregnancy rates for reproductive endocrinology and infertility fellows. *Fertil Steril.* 2015;103(3):728–733 e2.

[49] Bishop L, Brezina PR, Segars J. Training in embryo transfer: how should it be done? *Fertil Steril.* 2013;100(2):351–352.

[50] Society for Assisted Reproductive Technology, American Society for Reproductive Medicine. Assisted reproductive technology in the United States: 2001 results generated from the American Society for Reproductive Medicine/Society for Assisted Reproductive Technology registry. *Fertil Steril.* 2007;87(6):1253–1266.

[51] Mantzavinos T, Kanakas N, Zourlas PA. Heterotopic pregnancies in an in-vitro fertilization program. *Clin Exp Obstet Gynecol.* 1996;23(4):205–208.

第三篇
门 诊 操 作
Office Procedures

第9章

生殖器官的影像学检查
Imaging of Reproductive Organs

Miriam S. Krause   John Preston Parry   Steven T. Nakajima   著

邓　凤　宋雪凌　译

妇科手术技巧：生殖
内分泌学与不孕症
Operative Techniques in
Gynecologic Surgery:
Reproductive
Endocrinology
and Infertility

一、总体原则

（一）定义

■ 除常规经阴道或经腹盆腔超声外，生殖系统成像还可通过多种方法完成。本章将介绍以下可在门诊完成的操作，包括子宫输卵管造影（hysterosalpingogram，HSG）、盐水灌注超声造影（saline infusion sonogram，SIS）、子宫超声造影（sonohysterogram，SHG）、子宫输卵管超声造影（hysterosalpingocontrast-sonography，HyCoSy）和宫腔镜 Parry 检查法（Parryscope technique，PS）。

（二）诊断价值的差异

■ 上述影像学检查方法对女性生殖器官的评估各有侧重：SIS 主要对宫腔进行评估；HSG 更关注输卵管，对宫腔的评估有限；而 HyCoSy 和 PS 则可以更全面地评估宫腔和输卵管的情况。

■ 这些检查方法各有优缺点。需根据患者的病史、体重和所预测的异常情况，做出最佳选择；同时，也需要综合评估其他因素，包括可获取资源，权衡准确性、轻柔度、便利性、花费及安全性，并尊重患者的选择。

（三）解剖学因素

■ 根据患者的生育史调整检查方法。对于无生育史的患者，可能需要宫颈扩张。但 PS 检查时，如果使用 2.5mm 宫腔软镜，大多数患者无须宫颈扩张。

■ HSG 时需要使用宫颈钳牵拉宫颈；而在进行 SIS、HyCoSy 或 PS 时，可不必使用宫颈钳，并且宫颈钳还可能会妨碍操作，需要取下宫颈钳后再置入阴道超声探头进行检查。

（四）非手术治疗

■ 生殖器官成像技术主要用于诊断，但 HSG 也有一定的治疗作用。HSG 可能通过以下机制提高生育力，达到一定的治疗作用：解除输卵管的暂时性梗阻，油性造影剂刺激输卵管纤毛或抑制巨噬细胞对输卵管上皮的黏附作用[1]。有尚未发表的研究数据发现 PS 也可促进术后的自然妊娠。但是 HSG 和 PS 的治疗效果相对微弱。

二、影像学检查与其他诊断方法

（一）子宫输卵管造影

■ HSG 检查，是经宫颈注入造影剂，通过拍摄骨盆 X 线片显示子宫和输卵管。

■ HSG 有以下 2 个适应证。

➤ 评估不孕症患者输卵管的通畅情况。

➤ 评估 Essure™ 节育后输卵管的阻塞效果。此外，HSG 还可显示宫腔形态，虽然其价值低于其他手段，却也可以提示子宫的先天性畸形以及后天的异常，如子宫内膜息肉、肌瘤或者宫腔粘连。

■ 尽管已知输卵管疾病的常见危险因素（如盆腔炎史或盆腔手术史），但在男性因素导致不孕的夫妇中，尤其是在 35 岁以上的低风险女性中[2]，输卵管异常的发生率也很高。

■ Essure™ 经宫颈永久性节育系统由两个长 4.0cm、宽 0.8cm 的微型弹簧圈组成，它们由不锈钢内圈、镍钛合金膨胀外圈和聚对苯二甲酸乙二醇酯（polyethylene terephthalate，PET）纤维制成。这些微小弹簧圈通过宫腔镜置入输卵管，锚定在其周围组织并引起局部组织的良性反应。随着时间的推移，这种反应会导致输卵管阻塞。Essure™ 确认检查通常在弹簧圈放置 90 天后进行，以记录弹簧圈放置的位置和双侧输卵管的阻塞情况。如检查提示双侧输卵管阻塞，患者可以不必采用其他避孕措施。96.5% 的患者在弹簧圈放置后 3 个月时发生双侧输卵管阻塞，其余患者在放置后 6 个月出现阻塞[3, 4]。

（二）生理盐水灌注超声造影

■ 生理盐水灌注超声造影（SIS）技术通过无菌生理盐水灌注宫腔，对液体与组织界面进行超声显像，以发现宫腔及内膜的异常。SIS 除了可通过阴道超声获得关于子宫和附件的信息外，还可显示凸向宫腔内的病变（如肌瘤或子宫内膜息肉）。

- SIS 最常见的适应证是异常子宫出血（大量出血或不规则出血）。SIS 对宫腔局部病灶检测的灵敏度与宫腔镜相当，均为 96%[5]。SIS 通常在体外受精（in vitro fertilization，IVF）或解冻胚胎移植（frozen embryo transfer，FET）周期之前进行，以确保宫腔正常。也有些学者认为体外受精或 FET 前可能更倾向选择宫腔镜检查[6]。然而，体外受精前宫腔镜检查的治疗效果可能与"子宫内膜搔刮"有关，而不是宫腔镜检查本身。

- 如果生理盐水灌注宫腔后，在直肠子宫陷凹出现新积聚的游离液体，SIS 则可间接证明输卵管通畅。但是不能区分哪侧输卵管通畅。

- SIS 通过 3D 超声可以显示子宫内外的轮廓，有助于对先天性子宫畸形（如子宫纵隔或双角子宫）的识别。

（三）子宫输卵管超声造影

- 与经阴道超声和 SIS 相比，子宫输卵管超声造影（HyCoSy）技术提供的盆腔信息更全面，同时也没有辐射暴露。除了可以对子宫附件的轮廓和子宫内膜的异常进行成像，HyCoSy 还可以评估输卵管的通畅性。常规的经阴道超声通常不能显示输卵管的通畅性，除非存在某些输卵管的异常情况[7]，但可以在特定造影剂的帮助下使输卵管显影。

- 最常见、最便宜的造影剂是空气和无菌生理盐水的混合物（见下文）。其他造影剂包括 Echovist-200（Schering AG，Berlin，Germany；半乳糖和空气微粒的混悬物）、ExEm 凝胶（Gynaecologic BV，Delft，The Netherlands；羟乙基纤维素和甘油）[8] 或 Hyskon（Pharmacia Laboratories，Piscataway，NJ）[9]。目前，Echovist 和 ExEm 凝胶在美国还未获得 FDA 批准。有人认为子宫输卵管泡沫超声造影

（hysterosalpingo-foamsonography，HyFoSy）这个名字可以和子宫输卵管超声造影（HyCoSy）互换。

- 在检测输卵管通畅度方面，HyCoSy 与 HSG 同样准确[10]，并已成为生育力评估的一线检查方法[11]。有研究报道，HyCoSy 有利于自然妊娠[11]。但这一结果在另一项研究中并没有得到证实[12]。

- HyCoSy 通常用于评估不孕患者输卵管的通畅性。

（四）宫腔镜 Parry 检查法

- 宫腔镜 Parry 检查法（PS）是通过门诊宫腔镜，评估子宫内膜和输卵管通畅性的一种方法。宫腔镜检查是评估宫腔的金标准。PS 对输卵管通畅性评估的敏感性为 96%，特异性为 89%。虽然目前还没有研究同时比较输卵管通畅性检查的三种方法（PS、HSG 和 HyCoSy），但 PS 的敏感性及特异性不亚于 HSG 及 HyCoSy[13]。值得关注的是，如果将宫腔镜检查与超声检查相结合，可以进一步提高诊断的准确性，因为超声可以帮助识别输卵管远端的异常情况。

- 因为在 PS 中仅需要增加一些气泡来评估输卵管的通畅性，所以与常规的门诊诊断性宫腔镜比较并没有增加额外的费用。

- PS 较 HSG 在减轻疼痛方面显示出优势。一项比较 PS 及 HSG 的横向研究中，90% 的患者强烈表示选择 PS，7.5% 的患者略倾向于 PS[13]。在该研究中，40% 的 HSG 患者出现极度不适，而仅 0.4% 接受 PS 的患者出现极度不适，比值比为 100（$P < 0.000001$）。

三、术前准备

（一）禁忌证

HSG、SIS、HyCoSy 和 PS 的禁忌证大体相似，列于表 9-1，包括活动性阴道出血（增加感染和经血产生伪影的风险）、急性盆腔炎、已知或怀疑妊娠、已知或怀疑子宫内膜癌等[14]。如果已

表 9–1 HSG、SIS、HyCoSy 和 PS 的禁忌证

- 明确的造影剂过敏史（仅对 HSG 而言）

- 急性盆腔炎

- 活动性子宫出血

- 已知或者怀疑妊娠

- 已知或者怀疑子宫内膜癌（仅对 HSG 和 HyCoSy 而言，可能导致癌细胞的扩散）

知对造影剂过敏，则不应进行 HSG 检查（详见下文）。当经阴道超声提示输卵管积水（输卵管远端闭塞导致的腊肠状结构）时，如果感染性物质通过输卵管远端流出，则可能发生腹膜炎，因此不应进行以上所有手术操作。如果检查发现输卵管积水，术后使用抗生素是合理的。同样，对有输卵管积水高危因素的患者应考虑手术前使用抗生素治疗（见"抗生素使用"），并降低宫腔压力从而减少从积水的输卵管排出感染性物质的可能性。

（二）知情同意

- 在实施上述任何手术操作之前，均需获得患者的知情同意，并签字。表 9–2 列有需要讨论的重要内容。应讨论手术操作步骤、适应证、风险、获益和被选方案。常见的不良反应包括痉挛性疼痛、造影剂渗漏和阴道少量出血。风险包括血管迷走神经兴奋、盆腔感染、出血和子宫穿孔等。

- 就 HSG 而言，性腺的最大平均辐射暴露估计为 5mGy[15]，故通常认为 HSG 时辐射暴露相关的风险很低。如果使用油性造影剂进行 HSG，可能会发生肉芽肿形成和油剂栓塞。

- 肩痛是 HyCoSy 的特殊不良反应，这是由腹腔内空气刺激膈肌引起。这种疼痛通常在 24h 内就会消失，卧位时较坐位或站位时缓解。

- PS 的血管迷走神经兴奋的发生率仅为 0.4%，低于其他操作[13]。有前瞻性研究报道，除 1 名患有肠易激惹综合征的患者在宫腔镜检查时发作外，其余 250 名患者均没有术后不适。

表 9–2 HSG、SIS、HyCoSy 和 PS 的知情同意内容

讨论手术操作步骤、适应证、风险、益处和备选方案

常见的不良反应
- 子宫痉挛性疼痛
- 阴道少量出血
- 造影剂渗漏
- 肩痛（主要在 HyCoSy 时）

风险
- 血管迷走神经兴奋：头痛、低血压、心动过缓、出汗、恶心
- 盆腔感染
- 阴道或子宫异常出血
- 子宫穿孔，可能需进一步手术
- 放射线暴露（仅对 HSG 时）
- 肉芽肿形成和油剂栓塞（仅在 HSG 时，使用油性造影剂）

（三）手术时机

- 如表 9–3 所示，任何涉及宫腔置管的影像学检查均应在月经周期第 5～10 天进行。在这段时间内，子宫内膜薄，患者出血已经停止（从而最大限度地减少血凝块造成的伪影），并且此期间早孕未被发现的风险低[16]。如怀疑妊娠，应进行尿妊娠试验。如果患者确实服用了激素类避孕药，只要患者不在月经期，则可以在任何时间进行手术操作。

表 9–3 HSG、SIS、HyCoSy 和 PS 的手术时机

- 月经周期第 5～10 天（子宫内膜薄，没有血凝块造成的伪影，早孕未被发现的风险低）

- 若患者确实在服用激素类避孕药，可以在非月经期的任何时间进行

- 如怀疑妊娠，在术前行尿妊娠试验

（四）抗生素的使用

- 是否应该使用抗生素仍存在一些争议。

- Pittaway 等[17] 报道，1.4% 的患者在 HSG 术后发生盆腔炎。这些患者均在手术中发现输卵管扩张。这项研究还表明，通过使用多西环素治疗，大多数盆腔感染是可以避免的。美国妇产

科医师学会（American College of Obstetricians and Gynecologists，ACOG）建议，对有盆腔炎病史或者 HSG 提示有输卵管积水的患者，予多西环素口服 5 天（每次 100mg，每日 2 次）预防感染[18]。也有建议对采取 HSG 进行生育力评估的患者（不是 Essure™ 绝育后的评估）均使用抗生素预防感染，可以每次口服多西环素 100mg，每日 2 次，连续 3 天（从手术前一天开始），或每次口服多西环素 100mg，每日 1 次，连续 5 天（从手术前 5 天开始）。如果患者有盆腔感染的高危因素，直接进行腹腔镜检查可能比进行 HSG 检查更加适宜。高危因素包括：①既往盆腔感染手术治疗史；②急性盆腔炎病史；③ HSG 时附件区压痛；④有附件肿物；⑤不孕症史[19]。

- 对于 SIS 检查，目前没有抗生素的使用指南。一些医疗机构采用上述 ACOG 对 HSG 相同的建议。目前还没有研究评估 SIS 后盆腔感染的发生率。

- HyCoSy 也没有抗生素使用指南。一些医疗机构选择给每一位 HyCoSy 术后的患者预防性抗生素治疗，剂量方案同 HSG 患者。

- 尽管已发表的文献报道 PS 术后没有感染的发生，但有一位患者被诊断为憩室炎，也可能属于腹膜炎。如果这确实是腹膜炎，那么 PS 术后感染的发生率低于 0.3%，并且是近 1000 例门诊宫镜检查中唯一的 1 例感染（0.1%）。

四、手术治疗

（一）手术设备

所需设备与特定的手术操作相关。超声是妇科操作中的标准配置，也是生育力评估的标准方法，基于超声的检查方法可能花费最低。

1. 子宫输卵管造影

HSG 需在放射学技术人员的帮助下，有放射装备的房间中进行。妇科医生或放射科医生都可以进行这个操作。进行 HSG 检查前，需要准备以下物品器材。

- 达到放射学标准的 X 线设备。
- 侧开式窥器，最好是塑料的（成像时不必取出塑料叶片，金属叶片会遮挡放射线，需要取出）。
- 大棉签。
- 消毒剂（碘酒或葡萄糖酸氯己定）。
- 局部麻醉喷药或凝胶（如 HurriCaine® 喷雾，Beutlich 制药，Waukegan IL），其效果尚需评估。
- 单齿宫颈钳。
- HSG 导管（如 Cook® 硅胶球囊 HSG 导管套装、Cook Medical、Bloomington IN，或硬质金属套管）。导管放置前应用造影剂预充整个管腔，避免气泡进入宫腔并误被认为子宫内膜息肉或肌瘤。
- 造影剂（溶于水或油，见下文）。
- 硝酸银。

2. 盐水灌注超声造影（SIS）

SIS 通常在门诊进行，需要下列器材。

- 带阴道探头的超声仪。
- 侧开式窥器（便于取出窥器时不移动导管）。
- 消毒剂（碘酒或过敏时使用葡萄糖酸氯己定）。
- 大棉签。
- SIS 导管 [标准宫内 HSG 导管，无乳胶聚氨酯 H/S 椭圆球导管（Ackrad Laboratories，Cranford，NJ），或更硬的 Goldstein 超声宫内导管，不包含气囊（Cook® Medical，Bloomington IN）]。
- 无菌生理盐水可注入 30ml 注射器连接导管。
- 可能需宫颈钳和扩宫棒。
- 可能需要硝酸银（宫颈钳夹部位出血时使用）。

3. 子宫输卵管超声造影

HyCoSy 通常在门诊诊室进行，需要具备以下条件。

- 带阴道探头的超声仪。
- 侧开式窥器（便于取出窥器时不移动导管）。
- 消毒剂（碘酒或过敏时使用葡萄糖酸氯己定）。
- 大棉签。

- SIS 导管 [标准宫内 HSG 导管、无乳胶聚氨酯 H/S Elliptosphere 导管（Ackrad Laboratories，Cranford，NJ）]。
- 无菌生理盐水注入可连接导管的 30ml 注射器。
- 可能需宫颈钳和扩宫棒。
- 可能需要硝酸银（宫颈钳夹部位出血时使用）。

4. 宫腔镜 Parry 检查法

虽然 PS 也可以在手术室进行，但一般应在诊室进行，并且对于某些子宫位置（尤其是后屈或中重度盆腔粘连患者）需要旋转骨盆使气泡上升至输卵管开口的患者，在手术室进行 PS 可能导致被麻醉的患者从手术床上滑下。因此，在诊室操作是首选。需要具备以下条件。

- 2.5mm 门诊宫腔软镜。当膀胱排空，子宫多为前屈位，软镜可以顺着子宫曲度推进，并使气泡上升至输卵管开口，较硬镜可以减少因轴向问题引起的不适。虽然可以使用直径大于 2.5mm 的宫腔镜，但无生育史的患者需要扩张宫颈，会增加不适。相反，对于宫颈口相对松弛的患者，使用 3.5mm 的宫腔镜是有利的。也可以使用 2.5mm 泌尿科用膀胱镜，但其长度反而给操作带来困难，轴的曲度也可能增加患者的不适。
- 窥器，如果使用阴道内镜，即直接经阴道进入宫腔镜，可能没有必要了。

- 消毒剂（碘酒或过敏史使用葡萄糖酸氯己定），使用窥器时，消毒阴道宫颈。
- 大棉签，如果使用窥器，消毒时用。
- 带阴道探头的超声仪，虽然不是必需的，但可以进一步提高评估准确性。
- 无菌生理盐水装在 500ml 或 1L 的袋子里，带滴壶的静脉输液器（如果需要的液体很少，也可以使用注射器推注，但这样不太理想，因为推注压力过大会引起不适，进而可能导致子宫痉挛影响输卵管）。
- 不需要宫颈钳和局部麻醉镇痛。

（二）体位

- 患者的体位通常为膀胱截石位，双脚置于检查床脚蹬上，类似于经阴道超声或盆腔检查时的体位。
- HSG 要求患者仰卧在检查台上，双脚放在检查台的边缘。
- PS 检查时，排空膀胱有助于气泡上升到输卵管开口。将检查床椅背抬高可能对后屈子宫有帮助。如果气泡自然地只到一侧输卵管开口，那么需要告知患者，可以轻微地转动她们的臀部。

（三）方法

- 无须麻醉。

五、操作步骤与技巧

（一）子宫输卵管造影

除一些细节外，检查输卵管通畅性或阻塞情况的 HSG 操作过程是相似的。

1. 检查输卵管通畅性的子宫输卵管造影

将侧开口窥器置于阴道，暴露并消毒宫颈。局部麻醉喷剂或凝胶可减少不适，但患者仍能感受到最初的刺痛，还可能感到嘴里有"水果味"。一项研究显示，局部麻醉喷雾并没有改变疼痛评分的程序，或加快术后疼痛的缓解[20]。

将宫颈钳轻轻地钳夹于宫颈，并同时让患者咳嗽，以分散其注意力，减轻不适感。宫颈钳应该只闭合第一个棘齿。然后将造影剂预充好的导管经宫颈管置入宫腔，必要时可使用外鞘进行引导。如果使用坚硬的金属套管置于宫颈，可以将其锁在宫颈钳上。研究表明，与金属套管相比，使用塑料导管和球囊可以减轻疼痛[21]。当导管或套管放置妥当后，便可撤下金属窥器，然后拍片，以确保导管位于正常骨盆结构处（技术图 9-1）。

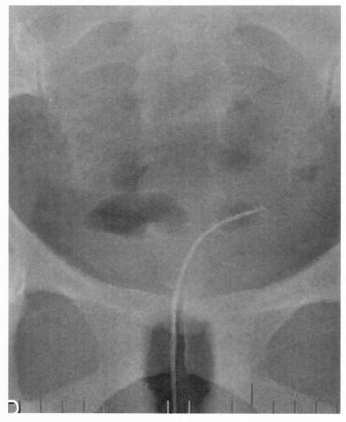

▲ 技术图 9-1　HSG 示初始图像，以确保位于正常骨盆结构处

轻柔的牵拉宫颈钳很重要，可使子宫"伸直"，以便获得其轮廓的良好图像。然后缓慢注入造影剂，以减少子宫扩张引起的不适（技术图 9-2）。如果造影剂从宫颈反流，需要增大球囊以密封宫颈。通常注射 5～10ml 造影剂后，可以看到造影剂相对较快地填充输卵管，并弥散至盆腔（技术图 9-3）。在造影剂充分填充弥散后，通常还会需要患者短暂地侧翻，以便在不同的轴上看到子宫和输卵管，有助于识别异常情况。

一旦所需的 X 线片都拍好了，便可撤下宫颈上的所有器械。宫颈钳夹部位的出血可以用硝酸银处理，也可以用棉签点药器加压处理。许多术者喜欢在所有的器械都撤下后再拍最后一张照片，以判断造影剂在盆腔弥散是否充分，除外盆腔粘连。

2. 正常及异常发现

技术图 9-1 至技术图 9-3 显示了在操作不同阶段的正常 HSG 图像。

3. 输卵管异常

输卵管近端梗阻可发生在单侧（技术图 9-4）或双侧。也可能是输卵管痉挛（或者更准确地说，是输卵管间质部子宫肌层的痉挛）导致的。输卵管痉挛通常是宫腔的过度扩张导致的。可以通过缓慢注入造影剂以及术前 30min 口服 600mg 布洛芬来避免。如果对这部分患者在另外的时间重复进行 HSG，60% 的患者再次 HSG 结果是正常的[22]。在重复 HSG 时仍然存在输卵管近端梗阻，则可能是真性输卵管近端梗阻。

发生于输卵管远端梗阻的积水通常由盆腔粘连引起，患者既往可能有盆腔手术史或感染（盆腔炎性疾病、腹腔内感染）。输卵管远端梗阻可以是轻微的，有时可以通过造影剂的推注而解除。盆腔粘连时，造影剂可以在输卵管正常充盈

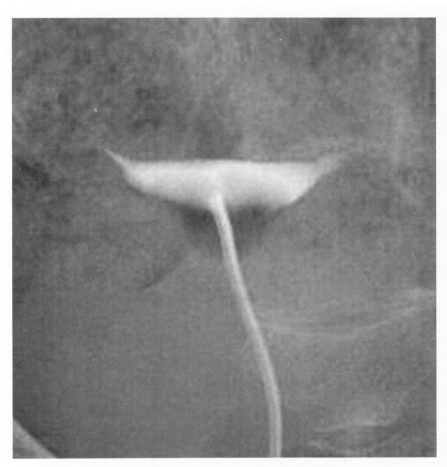

▲ 技术图 9-2 **HSG** 示早期子宫充盈图像

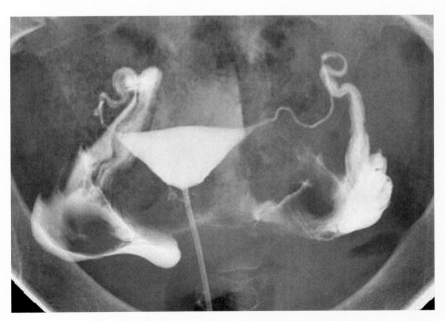

▲ 技术图 9-3 **HSG** 示造影剂充分填充子宫和输卵管

及弥散，但在盆腔弥散局限，不会充分弥散（技术图 9-5）。

4. 子宫异常

HSG 除了检查输卵管外，还能检查宫腔形态。子宫纵隔是最常见的先天性子宫发育异常（技术图 9-6）。但弓形子宫、不全子宫纵隔与双角子宫，有时很难用 HSG 区分，技术图 9-7 中 HSG 示弓形子宫[2]。然而，宫底的轮廓可

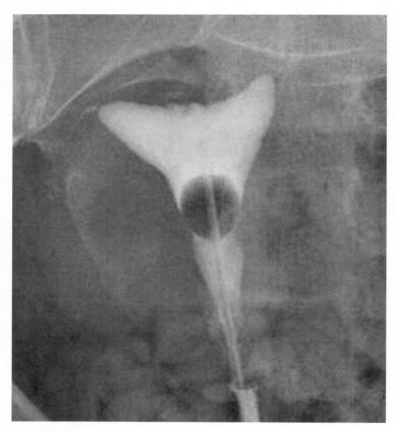

▲ 技术图 9-4　**HSG 示左侧输卵管近端梗阻**

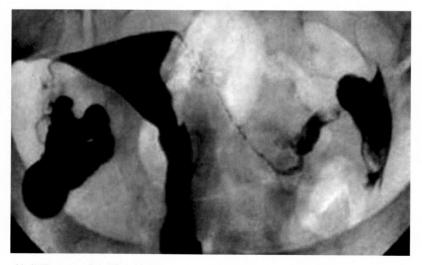

▲ 技术图 9-5　右侧输卵管积水，输卵管远端造影剂聚集扩张，没有弥散至盆腔

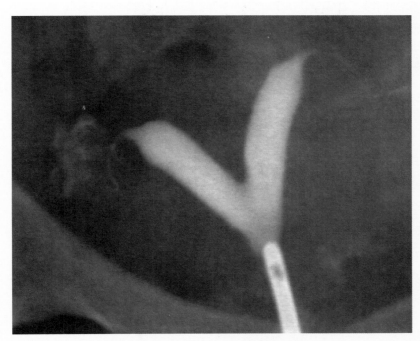

▲ 技术图 9-6 **HSG** 示子宫纵隔

胚胎形成期间子宫纵隔吸收障碍所致

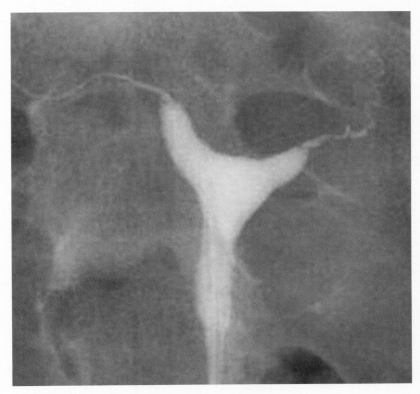

▲ 技术图 9-7 **HSG** 示弓形子宫

以用推拉技巧得以显示。在造影剂溢出盆腔后，推拉钳夹着宫颈的宫颈钳，使进入盆腔的造影剂弥散附着于子宫周围，有助于宫底轮廓的显示。

　　获得性子宫异常包括子宫内膜息肉、肌瘤和（或）宫腔粘连。它们在 HSG 上通常表现为宫腔的充盈缺损（技术图 9-8）。HSG 导管放置前做好造影剂预充，避免导管内有气泡进入宫腔，减少被误诊为宫腔充盈缺损的概率。气泡通常随体位改变位置；而息肉、肌瘤或宫腔粘连所表现的充盈缺损会在固定位置。如果宫内压力过高，造影剂会进入静脉丛，表现为静脉图像。溢出的造影剂会被重新吸收，无须额外的处理。

5. 子宫输卵管造影评估输卵管阻塞情况（Essure™栓塞确证试验）

　　可以从以下网址了解 Essure™ 验证试验（ECT）的详细步骤：www.accessdata.fda.gov/cdrh_docs/pdf2/P020014c.pdf。

➢ 需要达到以下目标。

- 宫腔的轮廓要清晰可见，宫角充盈良好。
- X 线应尽可能从子宫的前后方向投射。

- 在整个操作过程中保持宫颈密闭是确保宫腔充盈良好的重要因素。因此需避免不必要的过度宫颈扩张。
- 向下牵拉宫颈钳以获得良好的图像，拍片前还需撤下窥器以保证子宫良好成像。

➢ 至少应该拍 6 张静态 X 线片来评估 Essure™ 节育器的位置及双侧输卵管是否阻塞。

- X 线片 1：初始片（注入造影剂前；Essure™应该是清晰可见的）。
- X 线片 2：宫腔的最小充盈（显示宫颈密闭良好）。
- X 线片 3：宫腔局部充盈（宫腔内应几乎充满造影剂）。
- X 线片 4：宫腔完全充盈（直至患者耐受的最大限度或者宫角最大限度的扩张）（技术图 9-9）——HSG，Essure™，充盈的宫腔。
- X 线片 5：右侧子宫角放大。
- X 线片 6：左侧子宫角放大。

　　ECT 应在 Essure™ 置入后的 3 个月进行。即使 Essure™ 置入的位置合适，放置后第 103 天和第 192 天时，输卵管通畅率仍分别高达 16.1% 和

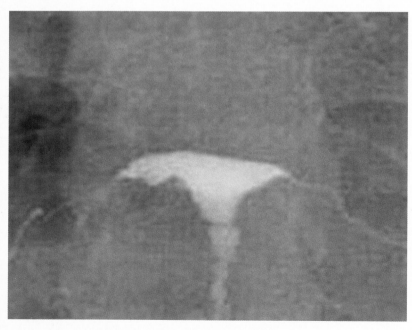

▲ 技术图 9-8　HSG 示子宫右侧宫角宫腔充盈缺损，病理提示子宫内膜息肉

5.8%（技术图 9-10）[24]。Essure™ 置入位置不恰当，常常会导致输卵管阻塞失败。Essure™ 绝育后输卵管的通畅既可能是由于插入物在腔内的放置不当（排出至宫腔），或由于穿出腔外造成的。

6. 不同造影剂介质

➢ 水溶性和油性

水溶性造影剂是目前应用最广泛的造影剂。如 30% 或 60% 浓度的碘酞葡胺。水溶性造影

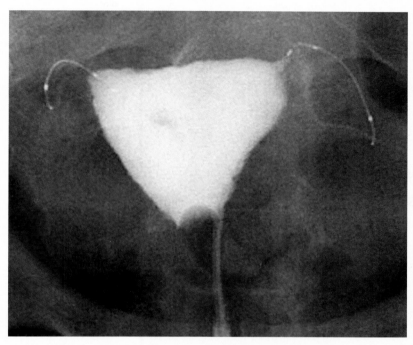

▲ 技术图 9-9 HSG：Essure™ 验证实验显示宫腔充盈

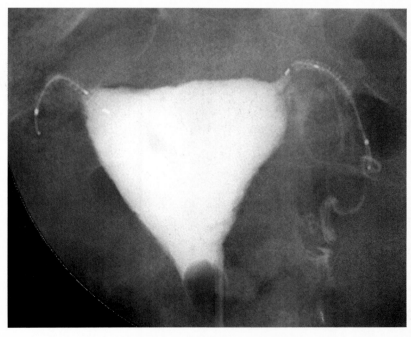

▲ 技术图 9-10 HSG：Essure ™验证实验显示了微小插入物的位置，以及输卵管远端的通畅性

剂比油基造影剂消散快，而且能产生更精细的图像。油基造影剂，如 Ethiodol®（碘油）需要 1~24h 后延迟拍摄，可导致肉芽肿形成和油性栓塞。2010 年 Ethiodol® 在美国中止生产。2014 年 1 月，一款名为 Lipiodol® 的新产品（罂粟籽碘化脂肪酸乙酯）问世，在 Ethiodol® 再次上市之前，FDA 暂时批准了该产品。有研究发现 Ethiodol® 与水溶性造影剂比较，术后妊娠的时间间隔更短 [25]。另一项研究发现 Lipiodol® 可能提高不明原因不孕和子宫内膜异位症相关不孕患者的生育机会 [26]，其机制尚不明确。Johnson 等 [1] 指出油基造影剂可以减少巨噬细胞对输卵管上皮细胞的黏附，从而增加不明原因不孕患者的生育能力。

7. 碘过敏与含碘造影剂

对碘过敏与对含碘造影剂的过敏是不同的。"碘过敏"通常指对贝类或外用碘溶液过敏。这并不意味着"碘过敏"的人同时对含碘造影剂也过敏。"非离子"造影剂不一定不加碘。它的渗透压比离子造影剂低，因此降低了过敏反应的风险 [27]。美国放射医师学会（the American College of Radiologists，ACR）建议，已知先前对碘油造影剂过敏或特异反应是该手术的相对禁忌证 [28]。术前可使用药物预防过敏，术前 13h、7h、1h 分别口服泼尼松 50mg，术后 1h 口服苯海拉明 50mg[29]。相反，医疗机构可以选择不同的造影剂媒介。如果患者确实对常规的造影剂媒介过敏，可以使用含钆的造影剂（如钆喷酸葡胺）[30]。与碘油造影剂相比，使用含钆的造影剂，所得图像的对比度较低。

（二）盐水灌注超声显像

窥器暴露阴道宫颈，常规消毒。经宫颈放置 SIS 导管。如果遇到阻力，可使用宫颈钳，必要时扩宫棒扩张宫颈，有助于导管放置。然后撤离窥器，但不要使导管移位，放置经阴道超声探头。用注射器缓慢地注入无菌生理盐水，使子宫前后壁分离。对子宫进行横向和纵向超声扫描，也可以对宫腔进行三维成像。

正常及异常发现

技术图 9-11 显示的是一个正常的 SIS 图像；技术图 9-12 显示子宫内膜息肉；技术图 9-13 显示了黏膜下平滑肌瘤影响了宫腔形态。

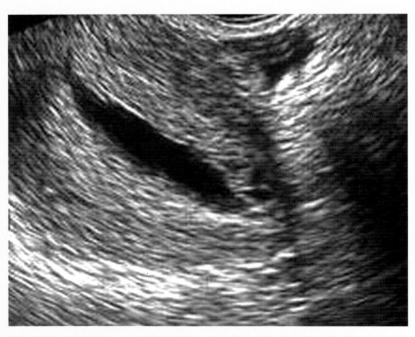

▲ 技术图 9-11　盐水灌注超声显像未显示宫腔内充盈缺损

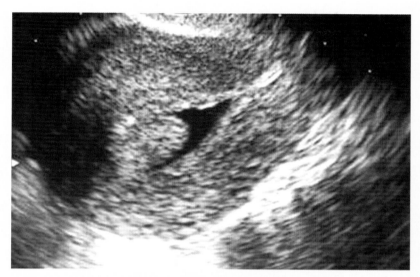

▲ 技术图 9-12 盐水灌注超声显像：子宫内膜息肉

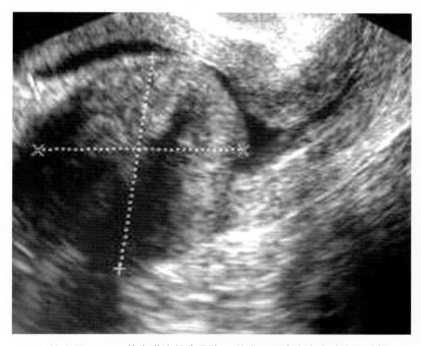

▲ 技术图 9-13 盐水灌注超声显像：黏膜下肌瘤产生宫腔充盈缺损

（三）子宫输卵管超声造影

在 SIS 后，宫腔气囊内注入 3ml 液体或空气密闭宫颈，避免空气经阴道漏出。一个 20ml 的注射器，一半充满空气，一半充满无菌的生理盐水，连接到导管上，间歇地倾斜，交替地注入少量的生理盐水和空气[31]。另一种方法是在注射前立即用力摇动充满空气和液体的注射器[32]。除此之外，还有一种商用设备，可以在注射前混合空气和生理盐水。空气和无菌生理盐水的混合物呈现出"闪烁点"样的图像，从子宫流向输卵管伞端和卵巢[33]。我们可以通过拍摄闪烁点的短视频进行记录。

正常及异常发现

技术图 9-14 显示了正常的子宫输卵管造影图像，在输卵管间质部、伞端和卵巢周围均可见闪烁点。如果没有任何可检测到的闪烁图像，则提示输卵管阻塞（粘连、子宫肌瘤或大的附件肿物导致），或输卵管近端间质部痉挛。当存在输卵管瘘或远端闭塞时，则可能出现输卵管通畅的假阳性结果，这时可能只在输卵管内而不能在邻近卵巢周围看到超声闪烁点。

（四）宫腔镜 Parry 检查法

窥器暴露阴道宫颈，常规宫颈消毒。另外，也可以进行阴道内镜检查。使用 2.5mm 的宫腔镜软镜经宫颈推进，并根据宫颈管的路径调整方向。尽管可以直视宫颈管操作，但宫颈管的擦伤仍会发生。这使人们认识到，如果非直视下放置套管，尤其是对无生育史且未扩张宫颈的患者，因其宫颈管可能呈蛇形弯曲，更可能造成宫颈管的损伤。宫颈扩张和摩擦都会引起不适，并可能导致痉挛，从而导致输卵管阻塞的假阳性结果。

通常在宫腔镜放置前进行生理盐水流速的调整，可在 2.5mm 宫腔镜外投射约 2.0cm 的距离，当宫颈管扩张时可以增加流速；但当预期可能存在宫颈狭窄和（或）双侧输卵管阻塞，则应降低流速。如果过度膨胀也可能导致痉挛，产生假性输卵管阻塞。因此，当观察到过度膨胀或病人出现不适时，应注意降低流速。膨宫时可以使用压力袋，但应避免流速过快。

观察宫腔后，如果有血液或黏液，应留出足够的时间使其消散，并充分检查宫腔。细口径宫腔镜的优点之一，便是可以在这些情况下改善流速。这在输卵管阻塞的情况下尤为重要，因为黏液和血液只能通过宫颈口流出。在检查输卵管的通畅性之前，需增加 5～10s 的时间评估宫腔，其意义在于平衡宫腔压力。尤其当输卵管积水时，添加气泡之前这段时间可以让远端闭塞的输卵管充分扩张，消除压力梯度，有利于气泡进入输卵管。（这是使用注射器推注的方法进行超声输卵管造影时存在的潜在弱点，尤其当术者处于学习曲线中时，当输卵管内压力激增，进入输卵管内的

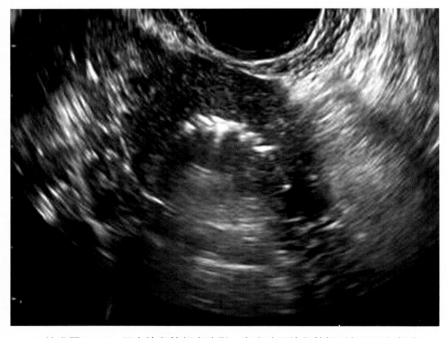

▲ 技术图 9-14　子宫输卵管超声造影，在宫腔及输卵管间质部可见闪烁点

气泡短暂不易察觉，进而影响结果的准确性。根据经验和随后发现卵巢周围的空气可减少这个潜在的误差。）

增加气泡时，可以使用注射器；但更简单的方法是，助手倒置静脉输液器滴壶，允许 1/4ml 空气进入进水管，成为长度约 4cm 的空气柱。倒置滴壶的时间取决于液体流速。通过观察气泡通过输卵管开口的情况，判断输卵管的通畅性。如果观察到气泡只弥散至单侧输卵管，则鼓励患者转动臀部，气泡会被吸引到对侧输卵管。对于输卵管梗阻时，通常对气泡进行 30～40s 的观察，以便区分真正的输卵管梗阻和痉挛所致的短暂假性梗阻。（PS 技术除了操作轻柔减少痉挛外，还有一个潜在的优势优于子宫输卵管超声造影——即 PS 时仅需短暂的放松，便可直观清晰地看到输卵管口的开放。而子宫输卵管超声造影则需要较长时间选择合适轴线观察闪烁点，以判断输卵管的通畅性。）如果存在双侧输卵管梗阻和宫颈狭窄，可以打开静脉输液管和宫腔镜之间的可重复使用的三通分流器，降低流速。通过打开分流器并在气泡到达宫腔镜时关闭它，可以使气泡在流速较慢的情况下沿着静脉输液管快速前进。

虽然 PS 技术可以在没有超声的情况下进行准确评估，但是辅助超声检查还有以下几个优点：窦卵泡计数可用于评估卵巢储备；在不影响宫腔的情况下鉴别子宫的病变；在宫腔镜术前或术后鉴别输卵管积水和包裹性积液。当应用宫腔镜检查确定息肉时（特别是宫角部位），虽然在宫腔镜检查后仍有生理盐水残留在宫腔，使得超声不能清楚地看到息肉（类似于 SIS），但超声仍可以提高宫腔镜检查的价值认可度。

正常及异常发现

PS 技术可记录正常形态宫腔，双侧输卵管通畅。它可以发现以前在 HSG 和超声检查时遗漏的息肉。

PS 技术可显示单侧输卵管阻塞。后续腹腔镜检查明确了左侧输卵管积水。

六、经验与教训

（一）HSG 实施技巧

患者不适	○ 术前 60min 给予解热镇痛药，如口服布洛芬 600mg 或者双氯芬酸 50mg[34]
	○ 只有必要时才增大球囊，以便密封宫颈
	○ 造影剂温度与体温相同（37℃）[35]
s/p Essure™ 置入	○ 无磁共振检查（MRI）禁忌[36]
血管迷走神经兴奋（出汗、头晕、低血压、心动过缓）	○ 发生率低于 5%，通常保持平卧后缓解[37]
	○ 使用的造影剂温度与体温相同（37℃）时可降低风险

（二）实施 HSG 需注意

输卵管痉挛导致近端梗阻	✗ 术前 60min 给予解热镇痛药，如口服布洛芬 600mg 或者双氯芬酸 50mg[34] ✗ 术前给予胰高血糖激素[38] ✗ 仅在必要时才增大球囊，以便密封宫颈；使用同体温的造影剂（37℃）[35]
子宫下段被球囊遮挡而无法评估	✗ 仅在必要时才增大球囊，以便密封宫颈；仅在子宫下段成像后再增大球囊
气泡被误认为宫腔充填缺陷	✗ 操作前用造影剂填充导管，排空导管内气体

（三）SIS 实施技巧

痉挛性疼痛或不适	○ 术前 60min 给予解热镇痛药，如口服布洛芬 600mg 或者双氯芬酸 50mg[34] ○ 仅在必要时才扩球张囊，以便密封宫颈；使用同体温的灌注液体
导管无法置入宫颈	○ 手术前 12h 口服 400μg 米索前列醇后再次手术。

（四）实施 SIS 需注意

子宫下段被球囊遮挡，无法评估	✗ 仅在必要时才增大球囊，以便密封宫颈；使用同体温的灌注液体

（五）HyCoSy 实施技巧

一侧看不到气泡产生的闪烁点	○ 让患者向对侧翻转

（六）实施 HyCoSy 需注意

痉挛导致的输卵管近端梗阻	✗ 术前 60min 给予解热镇痛药，如口服布洛芬 600mg 或者双氯芬酸 50mg[34] ✗ 使用同体温的灌注液[39]
肥胖 （BMI > 30kg/m²）	✗ 很难看到闪烁点[32]；HSG 是更好的选择
使用 Goldstein 导管（无球囊）	✗ 使用其他带球囊的导管密闭宫颈，以防止空气逸出

（七）PS 实施技巧

患者不适	○ 通常不要扩张宫颈或者过度膨宫。当双侧输卵管梗阻或者宫颈管狭窄时，患者的不适感最明显，她们通常对任何检查方法都感到不适。降低流速、手术前咨询、使用三通分流器来推进气泡，这些都有助于缓解不适感

（八）实施 PS 需注意

阻塞的源头或位置	✕ 发现梗阻，但不能明确输卵管远端的病变性质（如不能辨别输卵管管腔梗阻和伞端闭锁）；但是结合超声可以克服该局限
子宫痉挛引起的近端输卵管梗阻	✕ 轻柔操作可以降低痉挛的发生。通过观察气泡在输卵管开口的弥散 $30 \sim 40s$，鉴别输卵管的痉挛和梗阻
肥胖（$BMI > 30kg/m^2$）	✕ 研究发现，BMI 越大发生输卵管阻塞的风险越高
子宫后屈	✕ 抬高检查台的后部，加大髋部的旋转，可以避免子宫后屈，以防气泡从宫颈排出

七、术后护理

- 术后患者若无不适可立即出院。偶尔可能发生轻度血管迷走神经反应，出现轻度头痛。在这种情况下，需让患者平卧休息，坐起要缓慢。
- 必须告知患者，如出现腹痛加重、异常分泌物、发热、不适、出血多或其他症状，需及时就诊。

八、预后

- 检查过程的正常和异常的发现均已在上述操作描述中讨论。
- 所有患者都应被告知，输卵管通畅并不能保证其功能正常。相反，输卵管梗阻实际可能是输卵管痉挛，或者存在输卵管微小开口（HyCoSy 和 PS 检查较 HSG 更容易漏诊此情况）。因此，检查结果有时是不准确的，并不能确切预测未来的生育力。

九、并发症

- HSG、SIS、HyCoSy 和 PS 有相似的潜在并发症，尽管它们的风险程度不同。副作用包括痉挛样疼痛、点滴出血，以及从阴道漏出造影剂。相对于其他溶液的渗漏，患者似乎较少受到生理盐水的困扰。并发症包括血管迷走性晕厥、盆腔感染和子宫穿孔，以及损伤邻近组织结构。HSG 还可能发生其特有的并发症，包括造影剂过敏反应。上述操作都有可能发生栓塞性疾病。PS 操作会有意降低压力，因此可能降低栓塞风险。与 HyCoSy 相比，PS 能显著减少空气的注入。

参 考 文 献

[1] Johnson JV, Montoya IA, Olive DL. Ethiodol oil contrast medium inhibits macrophage phagocytosis and adherence by altering membrane electronegativity and microviscosity. *Fertil Steril.* 1992;58:511–517.

[2] Liberty G, Hyman J, Friedler S, et al. High rates of abnormalities in hysterosalpingography in couples with male factor infertility. *Clin Exp Obstet Gynecol.* 2014;41:415–418.

[3] Essure™ System P020014, US Food and Drug Administration. www.accessdata.fda.gov. Accessed on December 31, 2016.

[4] Kerin JF, Carignan CS, Cher D. The safety and effectiveness of a new hysteroscopic method for permanent birth control: results of the first Essure pbc clinical study. *Aust N Z J Obstet Gynaecol.* 2001;41:364–370.

[5] Clevenger-Hoeft M, Syrop CH, Stovall DW, et al. Sonohysterography in premenopausal women with and without abnormal bleeding. *Obstet Gynecol.* 1999;94:516–520.

[6] Pundir J, Pundir V, Omanwa K, et al. Hysteroscopy prior to the first IVF cycle: a systematic review and meta-analysis. *RBMO.* 2014;28:151–161.

[7] Mitri FF, Andronikou AD, Perpinyal S, et al. A clinical comparison of sonopathic hydrotubation and hysterosalpingography. *Br J Obstet Gynaecol.* 1991;98:1031–1036.

[8] Emanuel MH, Exalto N. Hysterosalpingo-foam sonography (HyFoSy): a new technique to visualize tubal patency. *Ultrasound Obstet Gynecol.* 2011;37:498–499.

[9] Richman TS, Viscomi GN, deCherney A, et al. Fallopian tubal patency assessed by ultrasound following fluid injection. *Radiology.* 1984;152:507–510.

[10] Luciano DE, Exacoustos C, Luciano AA. Contrast Ultrasonography for tubal patency. *J Minim Invasive Gynecol.* 2014;21:994–998.

[11] Lo Monte G, Capobianco G, Piva I, et al. Hysterosalpingo contrast sonography (HyCoSy): let's make the point! *Arch Gynecol Obstet.* 2015;291:19–30.

[12] Lindborg L, Thorburn J, Bergh C, et al. Influence of HyCoSy on spontaneous pregnancy: a randomized controlled trial. *Hum Reprod.* 2009;24:1075–1079.

[13] Parry J, Isaacs JD, Aldred J, et al. Efficient, effective, and gentle office tubal patency assessment through the Parryscope technique. *Fertil Steril.* 2015;104:e173.

[14] American Institute of Ultrasound in Medicine. AIUM practice guidelines for the performance of sonohysterography. *J Ultrasound Med.* 2012;31:165–172.

[15] Fife IA, Wilson DJ, Lewis CA. Entrance surface and ovarian doses in hysterosalpingography. *Br J Radiol.* 1994;67:860–863.

[16] Jokubkiene L, Sladkevicius P, Valentin L. The appearance of the endometrium at saline contrast sonohysterography in the luteal phase of the menstrual cycle: a prospective observational study. *Ultrasound Obstet Gynecol.* 2015;45:339–345.

[17] Pittaway DE, Winfield AC, Maxson W, et al. Prevention of acute pelvic inflammatory disease after hysterosalpingography: efficacy of doxycycline prophylaxis. *Am J Obstet Gynecol.* 1983;147:623–626.

[18] Antibiotic prophylaxis for gynecologic procedures. Practice Bulletin No. 104. American College of Obstetricians and Gynecologists. *Obstet Gynecol.* 2009;113:1180–1189.

[19] Stumpf PG, March CM. Febrile morbidity following hysterosalpingography: identification of risk factors and recommendations for prophylaxis. *Fertil Steril.* 1980;33:487–492.

[20] Bachman EA, Senapati S, Sammel MD, et al. Randomized controlled trial of benzocaine versus placebo spray for

pain relief at hysterosalpingogram. *Reprod Biomed Online.* 2014;28:748–752.

[21] Kiykac Altinbas S, Dilbaz B, Zengin T, et al. Evaluation of pain during hysterosalpingography with the use of balloon catheter vs metal cannula. *J Obstet Gynaecol.* 2015;35:193–198.

[22] Dessole S, Meloni GB, Capobianco G, et al. A second hysterosalpingography reduces the use of selective technique for treatment of a proximal tubal obstruction. *Fertil Steril.* 2000;73:1037–1039.

[23] Thurmond AS, Jones MK, Matteri R. Using the uterine push-pull technique to outline the fundal countour on hysterosalpingography. *AJR.* 2000;175:356–361.

[24] Rodriguez AM, Kilic GS, Vu TP, et al. Analysis of tubal patency after Essure placement. *J Minim Invasive Gynecol.* 2013;20:468–472.

[25] Pinto AB, Hovsepian DM, Wattanakumtornkul S, et al. Pregnancy outcomes after fallopian tube recanalization: oil-based versus water-soluble contrast agents. *J Vasc Interv Radiol.* 2003;14:69–74.

[26] Court KA, Dare AJ, Weston-Webb M, et al. Establishment of lipiodol as a fertility treatment – prospective study of the complete innovative treatment data set. *Aust N Z J Obstet Gynaecol.* 2014;54:13–19.

[27] Katayama H, Yamaguchi K, Kozuka T, et al. Adverse reactions to ionic and nonionic contrast media. A report from the Japanese Committee on the Safety of Contrast Media. *Radiology.* 1990;175:621–628.

[28] ACR Manual on Contrast media, version 9. http://www.acr.org/-/media/ACR/Documents/PDF/QualitySafety/Resources/Contrast% 20Manual/2013_Contrast_Media.pdf. Accessed on December 31,2016.

[29] Greenberger PA, Patterson R, Radin RC. Two pretreatment regimens for high-risk patients receiving radiographic contrast media. *JAMA.* 1979;241:2813–2815.

[30] Silberzweig JE, Khorsandi AS, Caldon M, et al. Gadolinium for hysterosalpingography. *J Reprod Med.* 2008;53:15–19.

[31] Epstein E, Ramirez A, Skoog L, et al. Transvaginal sonography, saline contrast and hysteroscopy for the investigation of women with postmenopausal bleeding and endometrium greater than 5 mm. *Ultrasound Obstet Gynecol.* 1999;201:157–162.

[32] Saunders RD, Shwayder JF, Nakajima ST. Current methods of tubal patency assessment. *Fertil Steril.* 2011;95:2171–2179.

[33] Hamed HO, Shahin AY, Elsamman AM. Hysterosalpingo-contrast sonography versus radiographic hysterosalpingography in the evaluation of tubal patency. *Int J Gynaecol Obstet.* 2009;105:215–217.

[34] Hassa H, Oge T, Aydin Y, et al. Comparison of nonsteroidal antiinflammatory drugs and misoprostol for pain relief during and after hysterosalpingography: prospective, randomized, controlled trial. *J Minim Invasive Gynecol.* 2014;21:762–766.

[35] Zhu YY, Mao YZ, Wu WL. Comparison of warm and cold contrast media for hysterosalpingography: a prospective, randomized study. *Fertil Steril.* 2012;97:1405–1409.

[36] Frequently asked questions. Essure permanent birth control web site. www.essure.com. Accessed on December 31, 2016.

[37] Hunt RB, Siegler AM. *Hystersalpingography: Techniques & Interpretation.* Chicago: Year Book Medical; 1990.

[38] Gerlock AJ Jr, Hooser CW. Oviduct response to glucagon during hysterosalpingography. *Radiology.* 1976;119:727–728.

[39] Fenzl V. Effect of different ultrasound contrast materials and temperatures on patient comfort during intrauterine and tubal assessment for infertility. *Eur J Raidol.* 2012;81:4143–4145.

子宫内膜评估和吸宫术

Assessment of the Endometrial Lining and Evacuation of the Uterus

Miriam S. Krause　Steven T. Nakajima　著

韩　晶　宋雪凌　译

妇科手术技巧：生殖内分泌学与不孕症

Operative Techniques in Gynecologic Surgery: Reproductive Endocrinology and Infertility

一、总体原则

（一）定义

■ 在诊室进行子宫内膜组织活检，并获取少量子宫内膜样本。

■ 手动负压吸引术（manual vacuum aspiration，MVA）是在手持注射器产生吸力的帮助下，使用可弯曲的塑料吸管去除子宫内妊娠组织（妊娠产物）（图 10-1）。MVA 被认为是一种可在门诊进行的安全操作[1]。

（二）适应证

■ 两种操作均有明确的适应证，详见下述"术前准备"。

（三）解剖学因素

■ 了解子宫是前位还是后位有助于手术的顺利进行。可以通过双合诊检查或经阴道超声检查来确定子宫位置。

■ 与经产妇相比，初产妇可能更需要扩张宫颈。

■ 对于无法忍受在门诊进行这两种手术中任何一种的患者，可以在手术室全身麻醉下通过常规的诊断性刮宫术（dilation and curettage，D & C）进行评估。

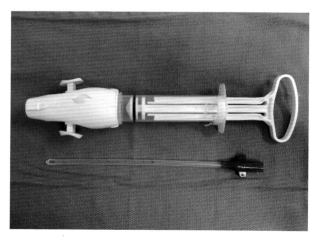

▲ 图 10-1　手动负压吸引注射器（MVA）（上）及可弯曲的吸管（下）

二、影像学检查与其他诊断方法

■ 通常不需要放射学检查来辅助上述操作。如果患者存在宫颈管狭窄问题，行膀胱充盈的经腹超声检查可能有助于避免子宫穿孔。

■ 在进行 MVA 之前通常行经阴道超声检查，以评估宫内妊娠的孕龄和状态。

三、术前准备

（一）适应证

■ 出现以下情况可以进行子宫内膜活检：

　　1. 在持续无排卵和异常子宫出血患者，以及绝经后出血患者中，进行子宫内膜活检可以帮助诊断子宫内膜增生或子宫内膜癌。

　　2. 在反复着床失败的患者中，进行子宫内膜"评分"或"搔刮"可以提高随后新鲜周期或解冻周期移植后的着床成功率[2]。

　　3. 在接受辅助生殖技术的患者中，子宫内膜样本可以帮助确定每个人的植入窗口期，以及评估患者的子宫内膜与胚胎发育是否"同步"[3, 4]。

　　4. 在反复妊娠丢失的患者中，进行子宫内膜活检可用于评估慢性子宫内膜炎等慢性炎症，以及是否可能需要抗生素治疗。

■ 因为已有更好的方法来评估排卵时机，所以子宫内膜活检不用于确定是否发生排卵。

■ 实施 MVA 的适应证包括稽留流产或不完全流产。如果门诊子宫内膜活检没有获取到任何组织，也可以进行 MVA。

（二）禁忌证

■ 表 10-1 列出了子宫内膜活检的两条禁忌证。包括疑似或已知妊娠及盆腔感染急性期。在进行子宫内膜活检之前需要除外妊娠，特别是在持续性无排卵的患者中尤为重要。如存在疑问，应在手术日进行尿妊娠试验。虽然没有必要进行感染相关筛查，但如果患者主诉阴道分泌物增多和疼痛等症状，或存在宫颈举摆痛，则应在排除或治疗感染后重新安排子宫内膜活检。

- MVA 的禁忌证包括已知或可疑的宫内妊娠。在下列情况下应谨慎进行 MVA：子宫畸形、凝血功能异常、急性期的盆腔感染、患者极度焦虑或任何可能导致患者不耐受手术的情况。如果有异位妊娠可能，则需要进行进一步的检查。

表 10-1　子宫内膜活检和 MVA 的禁忌证

- 已知或可疑的宫内妊娠
- 盆腔感染急性期

（三）手术时机

- 只要排除妊娠，在月经周期的任何时间均可进行子宫内膜活检。如果患者出血严重，子宫内膜活检术可能不能提供适宜的组织样本需要重新安排手术时间。
- MVA 通常在妊娠的前 3 个月进行，孕 12 周以内。

（四）知情同意

- 进行子宫内膜活检或 MVA 之前，医生需要取得患者签署的书面知情同意书，详见表 10-2。包括手术指征讨论、如何进行手术、存在的风险和获益，以及备选方案。两种手术的不良反应包括子宫痉挛和阴道点滴出血。手术风险包括血管迷走神经晕厥、盆腔感染和子宫穿孔，以及对血管或膀胱等邻近结构造成损伤的可能，

表 10-2　获得子宫内膜活检和 MVA 知情同意书

讨论手术流程、指征、风险、获益和备选方案

常见的不良反应
- 子宫痉挛
- 阴道少量出血

风险
- 血管迷走神经晕厥（头晕、低血压、心动过缓、出汗、恶心）
- 盆腔感染
- 阴道或子宫出血
- 子宫穿孔可能需要进一步手术
- 妊娠组织清除不完全（仅适用于 MVA）

最严重的情况需手术探查和相应治疗。尽管这种风险发生率很低（< 1%），但必须告知患者。对于 MVA，额外的风险包括不能完全清除所有妊娠组织，这种情况可能需要在手术室中再次进行 MVA 或刮宫术。

（五）抗生素

- 子宫内膜活检通常不需应用抗生素[5]。如果术后病理报告提示存在急性或慢性子宫内膜炎，则应使用适当的抗生素。
- 对于 MVA 抗生素的使用没有明确的建议，但美国妇产科学院（the American College of Obstetricians and Gynecologists，ACOG）建议稽留流产或不完全流产术后，可考虑预防性使用抗生素。两种可能的抗生素使用方案包括：多西环素术前 100mg 口服，术后 200mg 口服；或者术后口服甲硝唑 500mg，每日 2 次，持续 5d。

（六）疼痛管理

- 通常在进行子宫内膜活检时不需要使用止痛药。如果患者在子宫内膜活检后出现痉挛症状，可以口服布洛芬（如单次口服 600mg）。
- 世界卫生组织（the World Health Organization，WHO）建议所有患者在 MVA 之前服用止痛药[1]。最常见的方案包括宫颈旁的局部麻醉阻滞（稍后详述）和非甾体抗炎药（如术后口服布洛芬 800mg/8h）。另一种方案包括在手术前 1h 口服酮咯酸 20mg 联合宫颈旁阻滞，术后服用非甾体抗炎药或对乙酰氨基酚。

（七）手术设备

1. 子宫内膜活检

进行子宫内膜活检之前应准备以下器械。

- 窥器。
- 消毒剂 [通常为碘；如果患者对碘过敏，则使用葡萄糖酸氯己定，也称为洗必泰（Mölnlycke Health Care，Norcross，GA）]。
- 子宫内膜活检设备 [如 Pipelle 管®（Cooper

Surgical，Inc.，Trumbull，CT），Miltex 子宫内膜采样装置（[Miltex，York，PA]）。

■ 利多卡因或苯佐卡因喷雾剂或凝胶剂 [如果患者无过敏，可选用如 HurriCaine 喷剂，（Beutlich 制剂，Waukegan，IL）等]。

■ 宫颈钳。

■ 大棉签。

■ （备用）硝酸银棒（宫颈钳钳夹处出血时使用）。

■ （备用）宫颈扩张棒。

　　不同的器械均可用于子宫内膜活检术，如 Pipelle 管或 Miltex 活检系统。对于生殖内分泌和不孕症患者，常用 Pipelle 管，一种前端有侧开口的柔性塑料管，在尖端有一个侧开口。在 Pipelle 管内部有一个较小的管（内部活塞），操作时需抽出内部较小管以产生吸力。

2. MVA

　　实施 MVA 需要准备以下设备。

■ 窥器。

■ 消毒剂（通常为碘；如果患者对碘过敏，使用葡萄糖酸氯己定，洗必泰，[Mölnlycke Health Care，Norcross，GA]）。

■ 金属杯或肾形弯盘（收集吸出组织）。

■ 含有或不含肾上腺素的 0.5% 利多卡因（根据术

者习惯）。

■ 注射针头（18 G 用于吸取利多卡因，23 G 用于注射）。

■ 10ml 或 20ml 注射器。

■ 手动负压吸引系统 [如 Ipas MVA Plus™ 吸引器（Ipas，Chapel Hill，NC），可重复使用；或 Ipas 双阀 / DVS 吸引器，一次性使用）]。

■ 适当大小的 Ipas EasyGrip® 抽吸套管（抽吸管直径大致等于妊娠周数）。

■ 利多卡因或苯佐卡因喷雾或凝胶 [如果患者无过敏，可选用如 HurriCaine® 喷雾剂（Beutlich Pharmaceuticals，Waukegan，IL）等]。

■ 宫颈钳。

■ 大棉签。

■ （备用）硝酸银棒（宫颈钳钳夹处出血时使用）。

■ （备用）宫颈扩张器。

四、手术治疗

（一）体位

■ 患者取膀胱截石位，并将脚放在检查台脚镫中。

（二）方法

■ 应进行双合诊以确定子宫的位置（前位或后位）。

五、操作步骤与技巧

（一）子宫内膜活检

■ 将窥器插入阴道并暴露子宫颈。如果操作困难，提示可能需要更换不同尺寸的窥器。有时将患者从操作台稍向下移动有助于操作。

■ 宫颈消毒，通常用 2～3 个不同的棉签。局部麻醉剂可应用于子宫颈。

■ 子宫内膜活组织检查器械穿过子宫颈。正常子宫长度为 6～7cm，经产妇的子宫长度可能更长些。根据子宫颈的弧度，可以稍微弯曲导管以

便于通过子宫颈。在多数情况下，需要使用宫颈钳牵拉宫颈使器械通过子宫颈。要求患者咳嗽的同时，将宫颈钳钳夹至宫颈上，以分散患者的注意力并可减少患者不适的程度。宫颈钳仅锁定在第一个棘齿中。

■ 当宫颈钳钳夹宫颈并产生牵引力时，通常很容易推进 Pipelle 管，到达子宫底时可感到阻力。如果 Pipelle 管在进入宫颈几厘米即遇到阻力，则需要扩张棒扩张宫颈内口。

■ 一旦 Pipelle 管到达宫底，应该从子宫腔的不同方位抽吸 2～3 次。Pipelle 管应该以"搔刮"的

方式转动使用。子宫内膜活检结束后，检查是否获得足量的子宫内膜组织。月经期或者存在宫腔积液的女性在 Pipelle 管抽吸时经血、宫腔内液体同时吸入 Pipelle 管内，导致获得的子宫内膜组织极少。

■ 将标本置于福尔马林液中，并送至实验室。

（二）MVA

■ 该设备应按照制造商提供的说明进行操作[6]。在开始操作之前，需要按照制造商的说明组装抽吸系统，包括检查真空密闭性和选择正确的套管尺寸[6]。

■ 将双叶窥器放置在阴道中，用消毒剂清洁宫颈。

■ 根据医生的习惯，应用含有或不含有肾上腺素的 0.5% 利多卡因溶液 10～20ml（最大 4mg / kg 体重）进行宫颈旁阻滞。一种方法为宫颈钳牵拉子宫颈 12 点钟部位注射 1～2ml 利多卡因。另一种方法为宫颈钳夹住宫颈，轻轻活动宫颈，辨认宫颈与阴道组织的交界处。然后在交界区的 4 点钟和 8 点钟位置注射 2～5ml 利多卡因，深度 1～1.5in（1in=2.54cm）。应在注射局部麻醉剂之前回吸，以避免注射至血管内。

■ 必要时扩张宫颈内口。

■ 柔性抽吸套管穿过子宫颈内口到达宫腔底部，并连接组装好的注射器。

■ 管型 MVA 抽吸注射器上的阀门（按钮向前和向下按压）。一旦阀门关闭，MVA 抽吸注射器的活塞就会被拉回，注射器处于"预备"状态。注射器"预备"后，阀门被释放，并使子宫腔处于负压状态（技术图 10-1）。

■ 一只手操作套管和吸引器，另一只手轻轻牵拉宫颈钳。MVA 上的阀门处于释放状态时，开始产生吸力。此时，吸引器在宫腔内每个方向上交替地轻轻旋转 180°，并前后移动（技术图 10-2）。在手术期间，根据所获得的组织量，注射器会有一次或多次排空，或者需要连续使用多个不同的注射器。

■ 一旦子宫内容物被排出，则结束手术。结束手术的指征包括：无法获得更多的宫腔内组织、子宫收缩及套管不能进一步推进，以及当套管进入宫腔时伴有明显砂砾感。

■ 一些医生更喜欢使用经阴道超声来检查宫腔的排空情况。

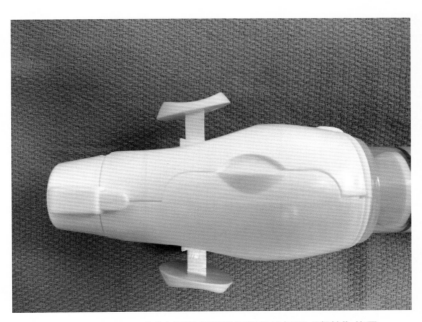

▲ 技术图 10-1　手动负压吸引器的阀门处于打开"释放"位置

■ 宫颈上宫颈钳钳夹位置止血良好时，将所有器械从阴道中取出。如果使用纱布海绵局部压迫

宫颈钳钳夹部位后仍继续出血，可以使用硝酸银进行止血。

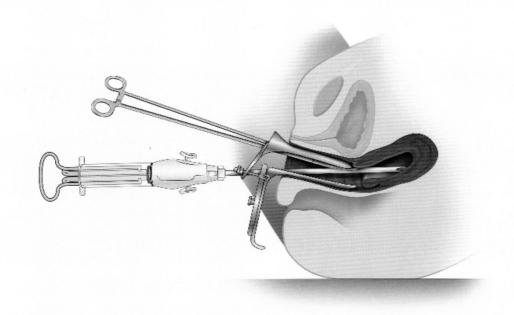

▲ 技术图 10-2　使用 MVA：吸引器在每个方向上交替地轻轻旋转 180°，前后移动

六、经验与教训

（一）进行子宫内膜活检的经验

宫腔深度探测	○ 不推荐使用，因为该操作会增加穿孔的风险，并且不会提供任何其他有价值的信息
不适感	○ 在计划手术前 60min 口服非甾体抗炎药，如布洛芬 600mg
子宫过度前倾或后屈	○ 通过腹部超声（膀胱充盈）监测下进行手术操作，以降低子宫穿孔的风险
宫颈口狭窄	○ 计划手术前 12h 口服米索前列醇 400μg

（二）子宫内膜活检术中的注意事项

宫腔积血和（或）积液	✗ 当血液和（或）液体充满 Pipelle 管® 或其他子宫内膜抽吸装置时，通常导致子宫内膜组织收集不充分

（三）手动负压吸引术前的注意事项

注射局部麻醉剂用于宫颈旁阻滞	○ 不良反应包括耳鸣，头晕，嘴唇麻木和金属味。大剂量使用可引发癫痫发作
局部麻醉/呼吸窘迫反应	○ 开放静脉通路；皮下注射肾上腺素 0.4mg，缓释 5mg 静脉注射地西泮；支持通气
Rh 阴性患者	○ 需要给予 Rh（D）免疫球蛋白（Rhogam）；标准剂量为 300μg 肌内注射；在孕早期需应用最小剂量 50μg。可酌情应用
宫颈扩张	○ 不建议[7]，但在某些情况下可以在手术前 12h 口服米索前列醇 400μg
注射局部麻醉剂时不适	○ 缓慢注射[8]；用碳酸氢钠稀释利多卡因（1 : 10 体积比的碳酸氢盐与利多卡因）可加快麻醉效果以减轻刺痛感

（四）手动负压吸引术中的注意事项

负压消失	✘ 不要把吸引管撤出宫颈口外；如果处于失真空，则需要拆除并重新组装设备

七、术后护理

- 子宫内膜活检术后，无须进行特定的护理。如果在沟通咨询后患者感觉良好，便可以离开诊疗区。
- 患者在 MVA 手术结束后需要观察 15min。离院前需与患者沟通以下内容。
  - ➤ 止痛药应用方案。
  - ➤ 继续使用抗生素。
  - ➤ 警惕不良症状以及何时联系医务人员（如疼痛加重，阴道排液恶臭，大量出血，身体不适和发烧）。
  - ➤ 恢复性生活（至少术后 1 周内不推荐）。

八、预后

- 子宫内膜活检术诊断子宫内膜癌或癌前病变的准确性可以媲美诊断性刮宫术，绝经后妇女检出率为 99.6%，绝经前妇女检出率为 91%，总体敏感性为 98%，特异性为 99%[9]。在大多数的临床病例中 Pipelle 管行子宫内膜活检效果良好。任何样本不足都需要进一步评估，如果存在明显的危险因素或持续症状，应进行诊断性刮宫[10]。需要谨记，即使是诊断性刮宫术也可能存在 2%～6% 的癌症漏诊率[11]。
- 与传统的诊断性刮宫术相比，MVA 成功的终止了 99.5% 的早期妊娠（最长 12 周孕龄）[12]。
- 在一个纳入了 58 例流产或不完全流产的病例总结中，MVA 成功地清除了所有患者的流产后宫腔残留物[13]。

九、并发症

- 子宫内膜活组织检查术与 MVA 可能出现的并发症相似。不良反应包括子宫痉挛和点滴出血。并发症包括血管迷走神经晕厥，盆腔感染和子宫穿孔，相邻器官损伤可能。当进行宫颈旁阻滞时，可能发生局部麻醉毒性反应。

参 考 文 献

[1] *World Health Organization.* Safe abortion: technical and policy guidance for health systems. www.who.int. Accessed January 7, 2017.

[2] Potdar N, Gelbaya T, Nardo LG. Endometrial Injury to overcome recurrent embryo implantation failure: a systematic review and metaanalysis. *Reprod Biomed Online.* 2012;25:561–571

[3] Blesa D, Ruiz-Alonso M, Simon C. Clinical management of endometrial receptivity. *Semin Reprod Med.* 2014;32:410–413.

[4] Nejat EJ, Ruiz-Alonso M, Simon C, et al. Timing the window of implantation by nucleolar channel system prevalence matches the accuracy of the endometrial receptivity array. *Fertil Steril.* 2014;102:1477–1481.

[5] ACOG Committee on Practice Bulletins–Gynecology. ACOG practice bulletin No. 104: antibiotic prophylaxis for gynecologic procedures. *Obstet Gynecol.* 2009;113:1180–1189.

[6] http://www.reproductiveaccess.org/integrating_reprohealth/downloads/ Ipas_integrating_mva.pdf. Accessed on January 7, 2017.

[7] Allen RH, Goldberg AB; Board of Society of Family Planning. Cervical dilation before first-trimester surgical abortion (<14 weeks' gestation). *Contraception.* 2007;76:139–156.

[8] Wiebe EA, Rawling M. Pain control in abortion. *Int J Gynaecol Obstet.* 1995;50:41–46.

[9] Dijkhuizen FP, Mol BW, Broelmann HA, et al. The accuracy of endometrial sampling in the diagnosis of patients with endometrial carcinoma and hyperplasia. *Cancer.* 2000;89:1765–1772.

[10] Clark TJ, Mann CH, Shah N, et al. Accuracy of outpatient endometrial biopsy in the diagnosis of endometrial cancer: a systematic quantitative review. *BJOG.* 2002;109:313–321.

[11] *Cancer of the Uterine Corpus. Chapter 43 in: The Johns Hopkins Manual of Gynecology and Obstetrics,* 3rd ed. Lippincott Williams & Wilkins; 2006.

[12] Hemlin J, Moller B. Manual vacuum aspiration, a safe and effective alternative in early pregnancy termination. *Acta Obstet Gynecol Scand.* 2001;80:563–567.

[13] Gazvani R, Honey E, MacLennan FM, et al. Manual vacuum aspiration (MVA) in the management of first trimester pregnancy loss. *Eur J Obstet Gynecol Reprod Biol.* 2004;112:197–200.